Geimpft – gestorben

Histopathologischer Atlas
der Corona-Impfschäden

„Geimpft - gestorben. Histopathologischer Atlas der Corona-Impfschäden“ erschien erstmals 2024 im Verlag Martin Z. Schröder, Berlin

Weitere Informationen zum Buch: www.histo-atlas.com

Die Deutsche Nationalbibliothek verzeichnet diese Publikation in der Deutschen Nationalbibliografie; detaillierte bibliografische Daten sind im Internet über dnb.de abrufbar.

5. Auflage
Corage Media
Imprint der Etica Media B.V., Swalmen, NL

Cover & Buchsatz: Gabi Gerhardt
Druck und Bindung: Grafisches Centrum Cuno GmbH & Co. KG
Printed in the EU - ISBN 978-9-0835-2594-5

Etica Media – gute, mutige und schöne Medien mit Werten
Kontakt: kontakt@etica.media
Webseite: www.corage.media

Gedenkschrift für Prof. Arne Burkhardt

Geimpft – gestorben

Histopathologischer Atlas der Corona-Impfschäden

Ute Krüger · Walter Lang

corage.media

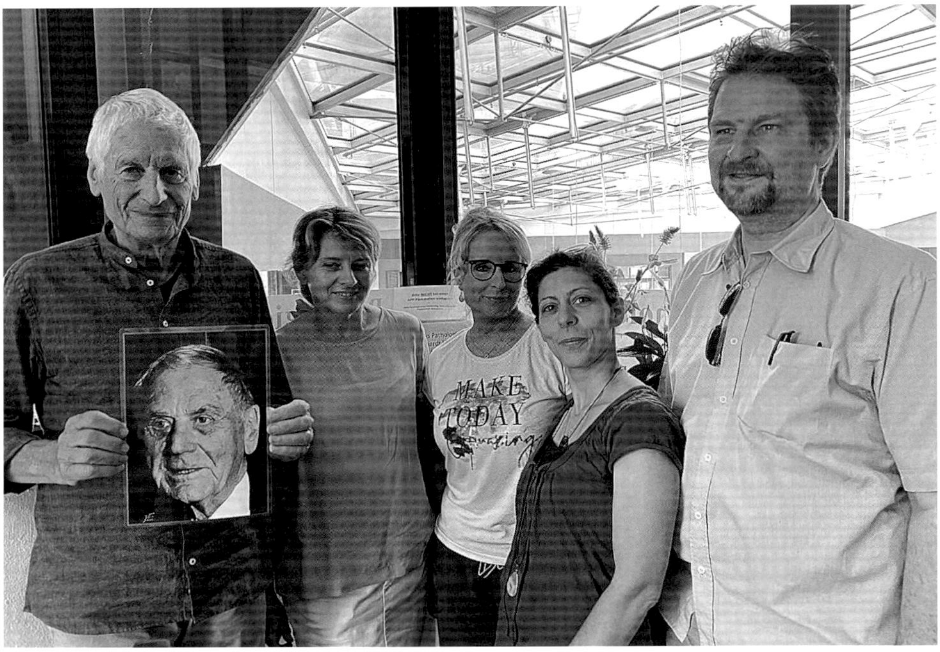

Die Mitarbeiter des Instituts in Reutlingen, von links nach rechts: Prof. Walter Lang mit dem Bild von Prof. Arne Burkhardt, Oksana Faul, Ulrike Buschbacher, Enza Haider und PD Dr. Norbert Schwarz im September 2023
www.pathologie-konferenz.info

In Gedenken an unseren lieben und geschätzten Kollegen

Prof. Dr. Arne Burkhardt,

der mit seiner langjährigen Erfahrung als Pathologe
und durch seine unermüdliche Arbeit sowie seinen Mut
dazu beigetragen hat, dass dieser so wichtige
und weltweit einzigartige Atlas
entstehen konnte

Vorwort

In den ersten Wochen des Jahres 2020 gab es weltweit eine lawinenartig anschwellende Zahl an Medienberichten über eine neue gefährliche Atemwegsinfektion, die sich, aus China kommend, als Pandemie rasant über die ganze Welt ausbreitete. COVID-19 wurde sie benannt und ausgelöst durch die Variante eines grippale Infekte auslösenden Virus aus der bekannten Gruppe der Corona-Viren, SARS-CoV-2. Die ersten Analysen, u. a. von dem Kreuzfahrtschiff „Diamond Princess", wiesen auf eine durchschnittliche Infektiosität, Pathogenität und Mortalität im Vergleich zu anderen Grippe-Viren hin und bestätigten die anfänglichen Befürchtungen nicht.

Trotzdem wurde in fast allen Ländern der Welt eine massive Angst vor einer drohenden Pandemie erzeugt und auf deren Basis bisher für undenkbar und unwirksam gehaltene Maßnahmen wie Grenzschließungen, Ausgangsbeschränkungen etc. eingeführt. Da es keine direkt kausale Therapie für virale Infekte gibt, wie z.B. Antibiotika gegen Bakterien, wurde die ganze Hoffnung auf eine rasch zu entwickelnde Impfung gelegt. Und in einer bisher für nicht denkbar gehaltenen, sehr kurzen Zeit von nicht einmal einem Jahr stand eine Impfung bereits Ende 2020 zur Verfügung. Wegen der inzwischen weitverbreiteten Angst vor dem Virus, unterstützt durch massive Kampagnen der meisten Regierungen, medial ununterbrochen transportiert, haben sich in der Folge etwa 70 % der Weltbevölkerung diese Impfung zumindest einmal und häufig gar mehrmals verabreichen lassen.

Nur wenige Ärzte und Wissenschaftler haben damals gewarnt. Einerseits sei die Impfung vollkommen unzureichend getestet und die normalerweise mindestens acht Jahre dauernde Untersuchung bis zur Zulassung auf wenige Monate ‚teleskopiert' worden. Andererseits handelte es sich bei der Corona-Impfung um eine vollkommen neue und bisher nie in größerem Maßstab angewendete Technologie. Bei bisherigen Impfungen wird bekanntlich ein abgeschwächter oder abgetöteter Erreger injiziert und unser Immunsystem ‚trainiert', indem es sich die Erkennungs-Merkmale, die Antigene des Erregers merkt. Bei der Corona-Impfung wird jedoch ein genetischer Code, mRNA injiziert, welcher gesunde eigene Körperzellen dazu veranlasst, das Erkennungs-Merkmal, das Antigen des SARS-CoV-2-Virus herzustellen. Durch diese Irreführung hält das Immunsystem unsere eigenen geimpften Körperzellen fälschlicherweise für ein Virus und zerstört sie. Die dadurch ausgelösten Krankheitssymptome sind abhängig davon, in welchem Organ die Zellen zerstört wurden. Und da die mRNA sich in die Zellen aller Organe einschleusen kann, können die Impfkomplikationen ebenfalls in allen Organen auftreten.

Mit anderen Worten: Die Corona-Impfung verursacht eine Auto-Immun-Erkrankung, die es so noch nie gegeben hat. Auch die Symptome der Impfkomplikationen sind neu in der Medizin, weshalb es auch keine Erfahrung zu Diagnostik und Therapie gibt. Leider gab es auch ein weitgehendes Desinteresse unter Ärzten diese neuen Phänomene zu untersuchen.

Im März 2021 fassten der Rechtsanwalt Elmar Becker und der Pathologe Prof. Arne Burkhardt den Entschluss, Todesfälle nach Corona-Impfungen zu untersuchen, um herauszufinden, ob ein kausaler Zussammenhang besteht. Im Juli 2021 kam der Pathologe Prof. Walter Lang mit ins Team, und die beiden Pathologen führten im Pathologieinstitut in Reutlingen in der Folge weltweit einzigartige histologische Untersuchungen durch. Unterstützt wurden sie von Pathologen großer Kliniken und Universitäten in Europa.

Nach dem überraschenden und tragischen Ableben von Prof. Burkhardt hat Prof. Lang mit Hilfe der Pathologin Dr. Ute Krüger und anderen Kollegen die wertvolle Arbeit des pathologischen Teams in dem vorliegenden Atlas erstmalig zusammengefasst und somit einer größeren Öffentlichkeit zugängig gemacht. Damit soll die wichtige Arbeit von Prof. Burkhardt weitergeführt werden, den Pathomechanismus dieser neuen Technologie besser zu verstehen und damit hoffentlich auch die Diagnose und vor allem die Therapie von Komplikationen als Folge der mRNA-Injektion zu verbessern. Nach geltendem medizinischen und juristischen Standard hätte dies eigentlich vor deren Zulassung und großflächigen Anwendung getan werden müssen.

DDr. med. Christian Fiala

Einleitung

Material und Methode

Im Pathologieinstitut von Prof. Burkhardt in Reutlingen haben Prof. Burkhardt und Prof. Lang Gewebeproben von Verstorbenen konsiliarisch untersucht, deren Tod im zeitlichen Zusammenhang mit einer mRNA-Impfung gegen SARS-CoV-2, im Folgenden der Einfachheit halber Corona-Impfung bzw. Corona-‚Impfung' genannt, eingetreten war. Unterstützt wurden sie bei ihrer Arbeit von mehreren Pathologen großer Kliniken und Universitäten im europäischen Raum. Die Gewebeproben wurden aus rechtsmedizinischen Instituten oder Pathologieinstituten zugesandt. Veranlasst wurden die Autopsien meist von den Angehörigen der Verstorbenen. Außerdem wurden Gewebeproben erkrankter Patienten von Hautärzten und Onkologen eingeschickt.

In allen Fällen galt es, die Frage zu beantworten, ob ein Zusammenhang des Todes oder der vorliegenden Erkrankung mit der stattgehabten Corona-Impfung bestehen könne.

Die Antwort auf diese Frage wurde in drei Gruppen eingeteilt:

Gruppe 1 – ein Zusammenhang mit an Sicherheit grenzender Wahrscheinlichkeit
Gruppe 2 – ein wahrscheinlicher oder sehr wahrscheinlicher Zusammenhang
Gruppe 3 – kein sicherer Zusammenhang

Unseres Wissens war die genaue Analyse von Schädigungen, die möglicherweise in Zusammenhang mit der mRNA-Impfung aufgetreten sind, weltweit die einzige Initiative ihrer Art, um die massiv besorgniserregenden Komplikationen der vollkommen neuartigen mRNA-Technologie zu verstehen und dazu beizutragen, sowohl Diagnosemöglichkeiten als auch Therapien zu entwickeln.

Bis zum Juni 2023 wurde das Autopsiematerial von 89 Verstorbenen und Biopsiematerial von 75 Lebenden im Institut in Reutlingen untersucht. Die genannten Fälle wurden in der Reihenfolge des Eingangs nummeriert. Ein Fall, der im Atlas erscheint, wurde in einem Institut in Schweden untersucht und daher mit ‚extern' gekennzeichnet.

In allen Fällen wurden die Präparate in der Routinefärbung mit Hämatoxylin-Eosin (HE) begutachtet. Es wurden zahlreiche Spezialfärbungen wie zum Beispiel Kongorot, Eisen und Elastika van Gieson (EvG) angefertigt. Auch weiterführende immunhistochemische Untersuchungen wurden durchgeführt.

Die immunhistochemischen Marker (Antikörper) gegen Spike-Protein und Nukleokapsid kamen zum Einsatz. Wenn im Gewebe isoliert Spike-Protein bei gleichzeitig negativer Reaktion von SARS-CoV-2-Nukleokapsid nachweisbar war, dann war – bei gleichzeitig anzutreffenden Gewebeschäden – von einer Reaktion auf die Corona-Impfung, also einem Impfschaden auszugehen. Komplizierter wurde es, wenn sowohl die Reaktion auf das SARS-CoV-2-Spike-Protein als auch auf das Nukleokapsid vorlagen. Dieses Reaktionsmuster deutete auf das Vorliegen einer Corona-Infektion hin, doch damit konnte ein Impfschaden logischerweise nicht sicher ausgeschlossen werden. Der Grund dafür ist sehr simpel: Auch ein Impfgeschädigter kann an Corona erkrankt sein, was zur Folge haben muss, dass beide Antikörperreaktionen positiv ausfallen.

Für den Atlas wurden ausschließlich die histologischen Schnitte der Fälle, bei denen eine Einverständniserklärung für die Publikation vorlag, erneut gesichtet, relevante Schnitte digitalisiert und digitale histologische Bilder angefertigt. Nur einzelne Präparate wurden im Lichtmikroskop begutachtet und im polarisierten Licht fotografiert.

Leider ließ die Schnittdicke der Präparate, vor allem was die Spezialfärbungen betrifft, eine Digitalisierung in hoher Qualität nicht zu. Daher ist im Atlas häufig nur die Routinefärbung abgebildet.

In den Bildbeschreibungen finden sich Vergrößerungsangaben, die bei der Digitalisierung der Bilder aus dem Scanner-Programm übernommen wurden.

Nicht selten fanden sich in den Organen der Verstorbenen Ablagerungen, welche die Pathologen in den 50 Jahren ihrer Tätigkeit vor der Corona-Impfung noch nie gesehen hatten. Diese Ablagerungen wurden in anderen, mehr forschungsorientierten Instituten mittels energiedispersiver Röntgenspektroskopie, Raman-Spektrometrie und Lasermikroskopie untersucht. Für die im Atlas präsentierten, mit dem Lasermikroskop aufgenommenen Bilder wurde ein mit HE gefärbter Gewebeschnitt verwendet.

Es wurde im Atlas versucht, sowohl einen stark als auch einen diskret ausgeprägten Befund aufzuzeigen, um auf die Graduierung der Befunde aufmerksam zu machen.

Die Gliederung der Befunde wurde in Anlehnung an die von Prof. Burkhardt vorgeschlagene Reihenfolge erarbeitet. Zuerst werden häufige, allgemein sichtbare Befunde dargestellt, welche den Pathomechanismus der durch die neuartige mRNA-Corona-Impfung ausgelösten Immunantwort erkennbar machen. Im zweiten Teil werden die verschiedenen Organe mit den organspezifischen Schädigungen im Einzelnen abgebildet. Die Nummerierung der Bilder orientierte sich am Inhaltsverzeichnis. Zudem wurden bei mehreren Fällen einer Kategorie die verschiedenen Patientenfälle durchnummeriert (so fanden sich z. B. im Kapitel „Befunde allgemein" für die Kategorie „1.a – Vaskulitis großer Gefäße" fünf aufgeführte Patientenfälle, die mit „Abb. 1a1" bis „1a5" bezeichnet wurden).

Der Begriff „Lymphozyten-Amok" wurde von Prof. Burkhardt geprägt und beschreibt die entzündlichen Veränderungen in den verschiedenen Organen im Sinne einer Autoimmunreaktion.

Leider gab es keine Einsendungen vom Material Verstorbener mit Malignitäten, die relativ kurz nach der Corona-Impfung aufgetreten sind. Frau Dr. Ute Krüger, seit mehr als 18 Jahren als Mammapathologin tätig, hatte schon im Herbst 2021 festgestellt, dass seit der Einführung der Corona-Impfungen die Mammakarzinome aggressiver wuchsen und die Patientinnen bei Diagnosestellung jünger als üblich waren, es häufiger Rezidive gab und diese aggressiven Tumoren die Patientinnen nicht selten innerhalb kürzester Zeit sterben ließen.

Auch bei anderen malignen Tumoren ist ein gehäuftes Auftreten seit Beginn der Corona-Impfung auffällig. So ist in Deutschland aus dem Tumormelderegister z. B. ein gehäuftes Auftreten von malignen Melanomen ersichtlich.

Zahlreiche, auch internationale Onkologen weisen auf eine überdurchschnittliche Erhöhung der Inzidenzzahlen von Malignomen seit Anwendung der Corona-Impfung hin.

Im Kasuistikteil wurden die Fälle in der Reihenfolge des Einganges als Fall 1 bis Fall 164 (F1-F164) nummeriert. Es wurden zuerst die Autopsien, dann die Biopsien und zuletzt die Aborte aufgelistet. In diesem Atlas wurden im Kasuistikteil jedoch nicht alle in Reutlingen untersuchten Fälle aufgeführt.

Um einen schnellen Überblick zu erhalten, werden in der ersten Zeile Alter, Geschlecht, Anzahl und Art der verabreichten Corona-Impfungen sowie bei den Todesfällen auch die Zeitspannen bis zum Todeseintritt nach diesen Corona-Impfungen in Tagen angegeben (z. B. für Fall 1 bedeutet: „82J / w / 2x Mod / 75, 40" Folgendes: 82 Jahre / weiblich / zweimalige Moderna-Impfung, Tod eingetreten 75 Tage nach der 1. und 40 Tage nach der 2. Corona-Impfung).

Befunde allgemein

1. Vaskulitis

a) Vaskulitis großer Gefäße

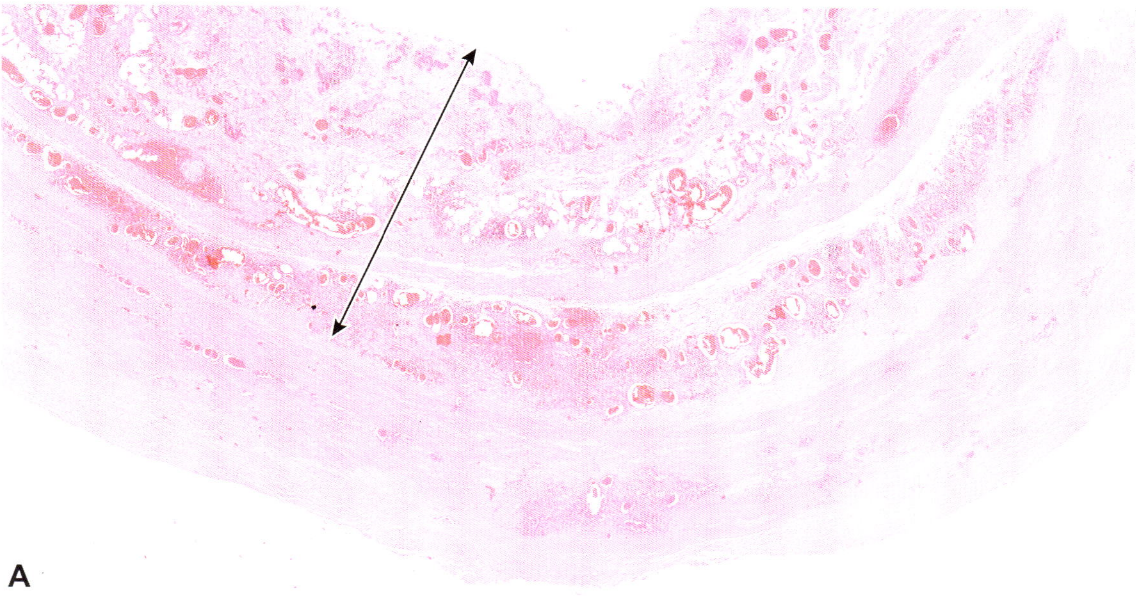

A

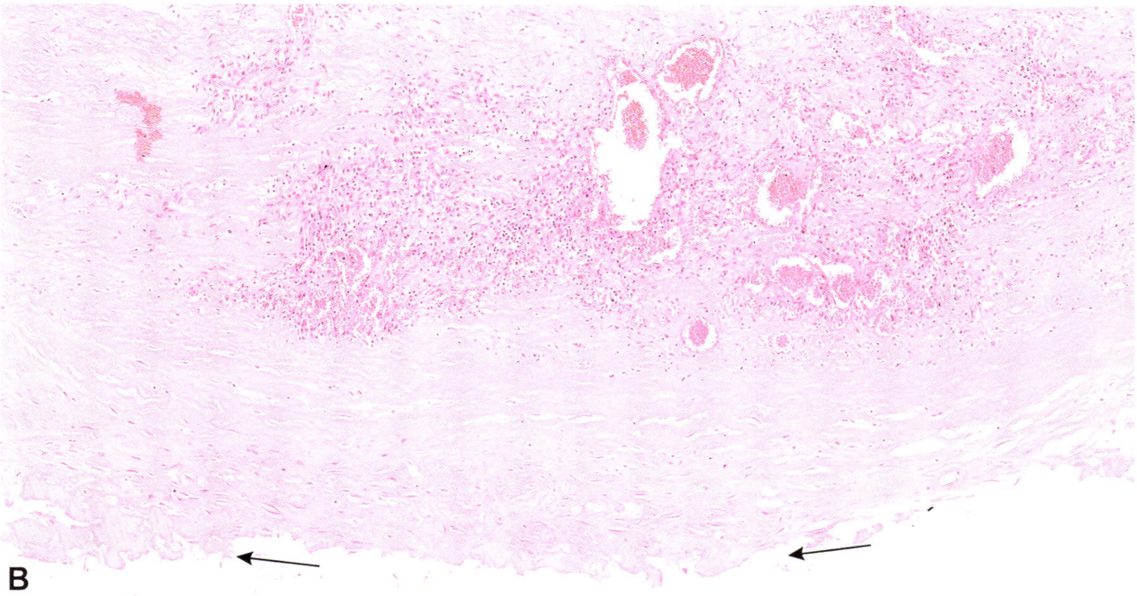

B

Abb. 1a1 Vaskulitis großer Gefäße – Aorta: Fall 10 (61J m, Kasuistik S. 79)
A: Aorta mit deutlicher Wandverbreiterung, auffälligen Gefäßproliferationen in der Wand, Hyperämie mit fleckförmigen Blutungen, lymphozytären Infiltraten besonders in der Adventitia und erhöhtem Bindegewebsgehalt in der Adventitia (Doppelpfeil). HE 20x.
B: Mediadegeneration mit ausgeprägter Proliferation der Vasa vasorum sowie umgebendem lymphozytären Infiltrat. Aufgelockerte, zum Lumen hin unregelmäßig konfigurierte Intima (Pfeile). HE 80x.

Fortsetzung auf der nächsten Seite.

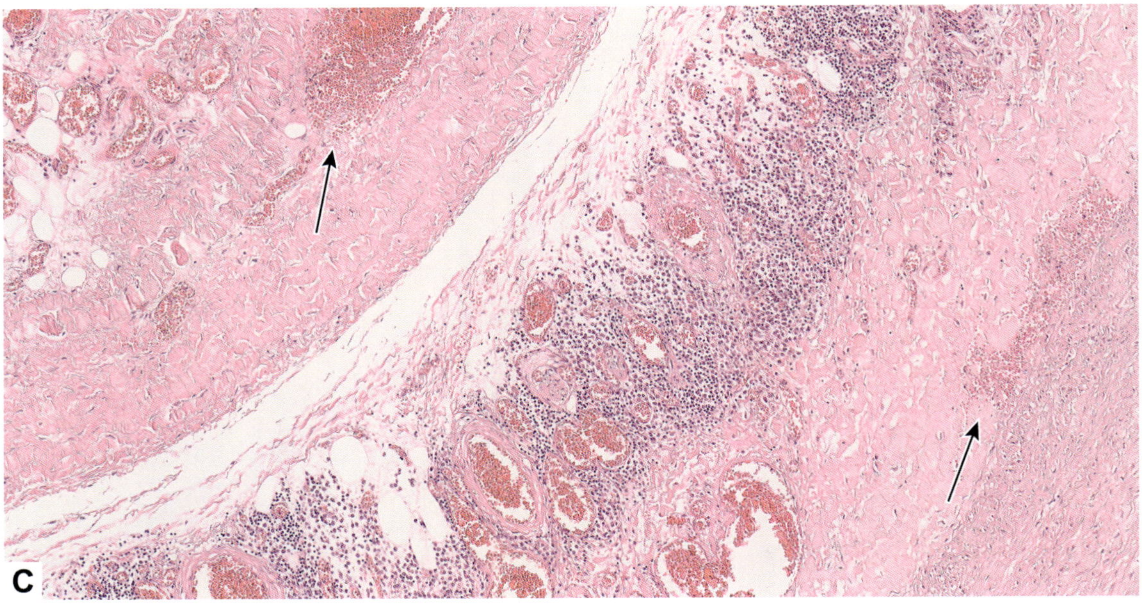

Abb. 1a1 Vaskulitis großer Gefäße – Aorta: Fortsetzung Fall 10 (61J m, Kasuistik S.79)
C: Adventitia mit lymphozytärem Infiltrat um dilatierte und blutgefüllte Vasa vasorum, fleckförmig frischen Blutungen (Pfeile) und erhöhtem Bindegewebsgehalt. HE 80x.

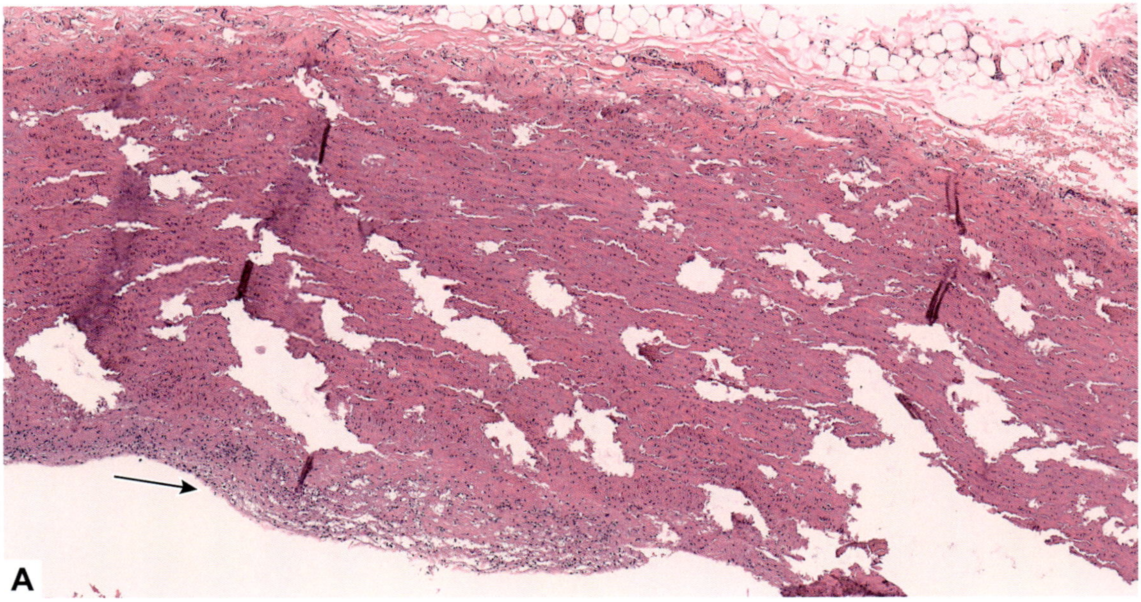

Abb. 1a2 Vaskulitis großer Gefäße – Aorta: Fall 66 (48J m, Kasuistik S. 103)
A: Trotz auffälliger Schnittartefakte gut erkennbare polsterfömige ödematöse Intimaverbreiterung (Pfeil). HE 50x.

Fortsetzung auf der nächsten Seite.

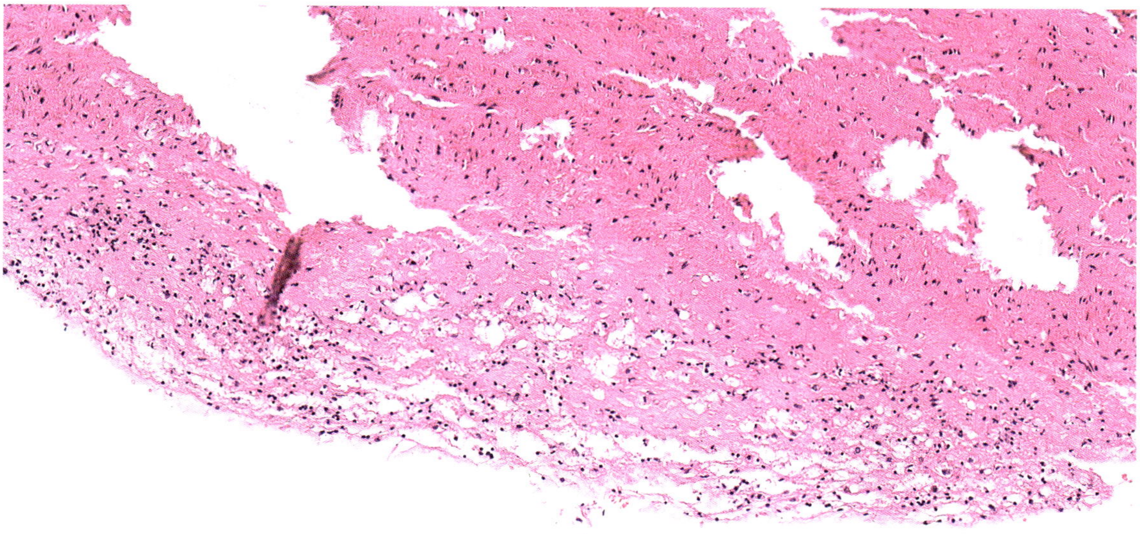

B

Abb. 1a2 Vaskulitis großer Gefäße – Aorta: Fortsetzung Fall 66 (48J m, Kasuistik S. 103)
B: Polsterförmige Intimaverbreiterung mit Ödem und lymphozytärem Infiltrat. HE 110x.

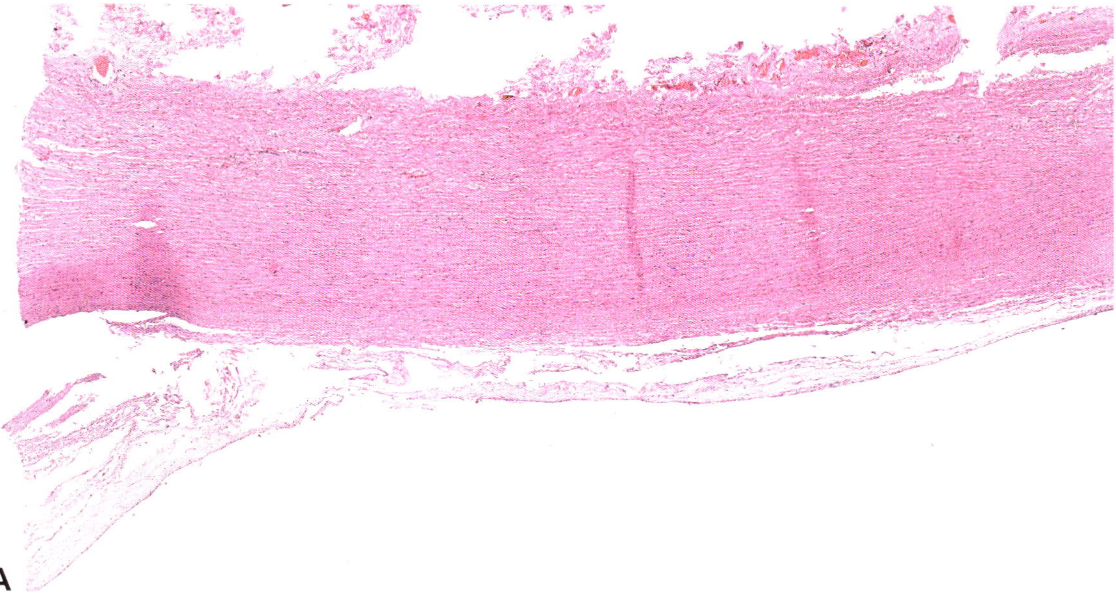

A

Abb. 1a3 Vaskulitis großer Gefäße – Aorta: Fall 42 (84J w, Kasuistik S. 94)
A: Intima ödematös aufgelockert. HE 30x.

Fortsetzung auf der nächsten Seite.

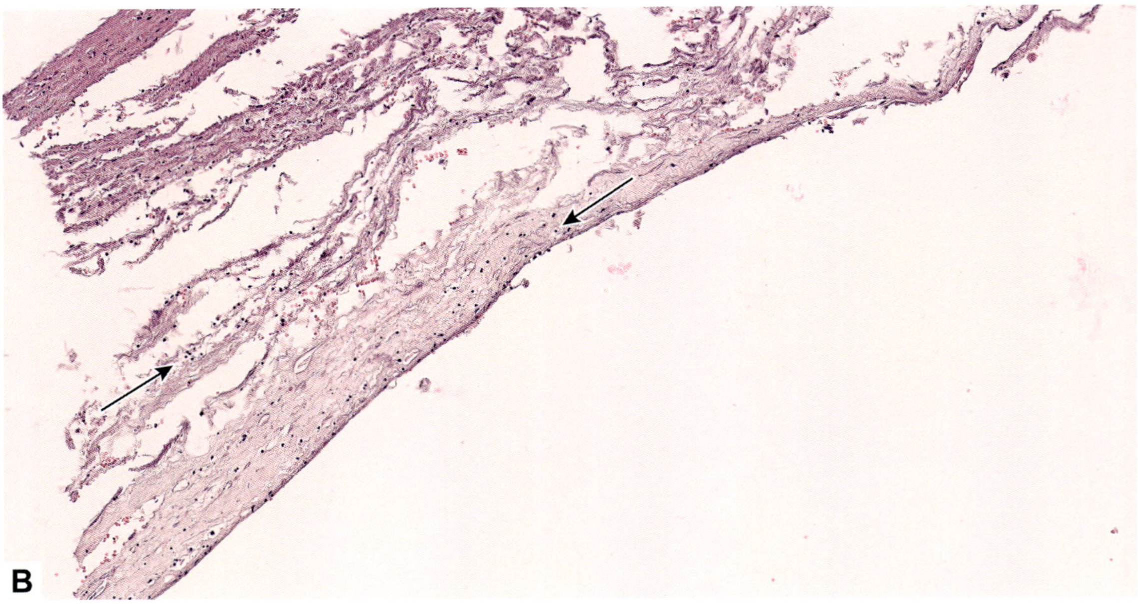

Abb. 1a3 Vaskulitis großer Gefäße – Aorta: Fortsetzung Fall 42 (84J w, Kasuistik S. 94)
B: Intima ödematös aufgelockert und mit schütterem entzündlichem lymphozytärem Infiltrat (Pfeile). HE 100x.

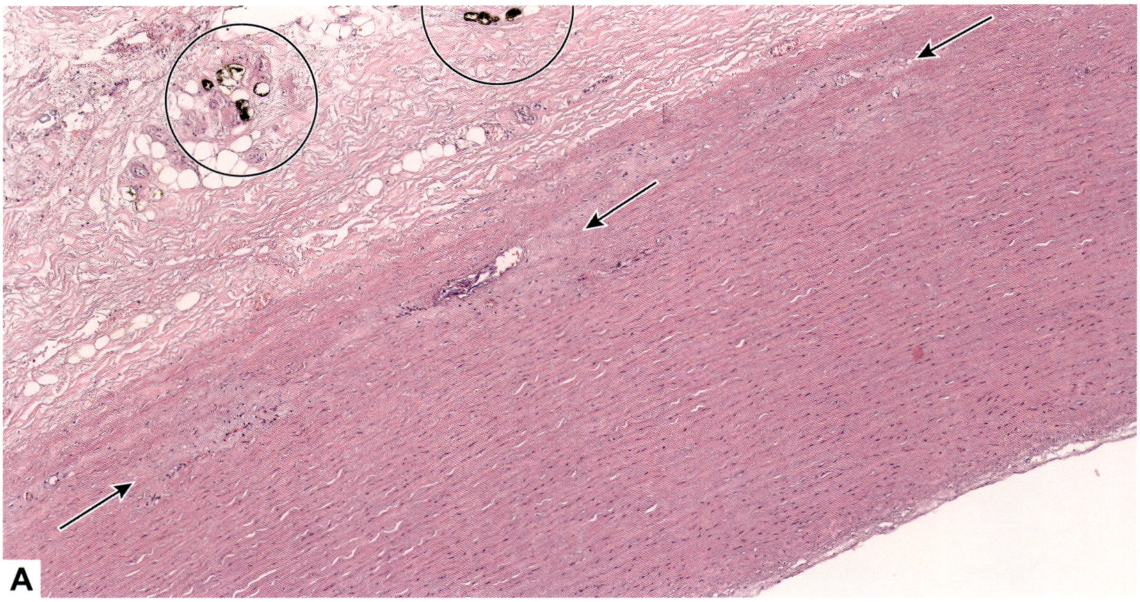

Abb. 1a4 Vaskulitis großer Gefäße – Aorta: Fall 46 (29J m, Kasuistik S. 95)
A: Mediadegeneration mit schon in der Übersicht erkennbarer Strukturstörung der tiefen Wandschichten (Pfeile) und Proliferation der Vasa vasorum. Intima leicht ödematös aufgelockert. Kristalline Ablagerungen unklarer Herkunft in der Adventitia (Kreise). HE 60x.

Fortsetzung auf der nächsten Seite.

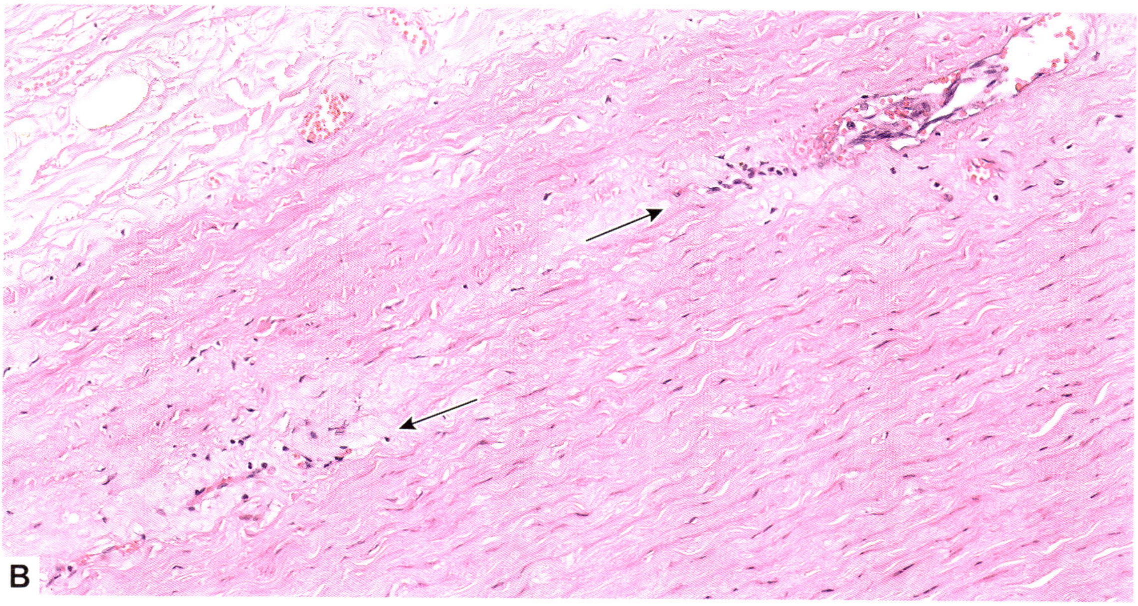

Abb. 1a4 Vaskulitis großer Gefäße – Aorta: Fortsetzung Fall 46 (29J m, Kasuistik S. 95)
B: Auflockerung der tiefen Wandschichten (Pfeile) mit Proliferation der Vasa vasorum, vereinzelt anzutreffende Lymphozyten. HE 160x.

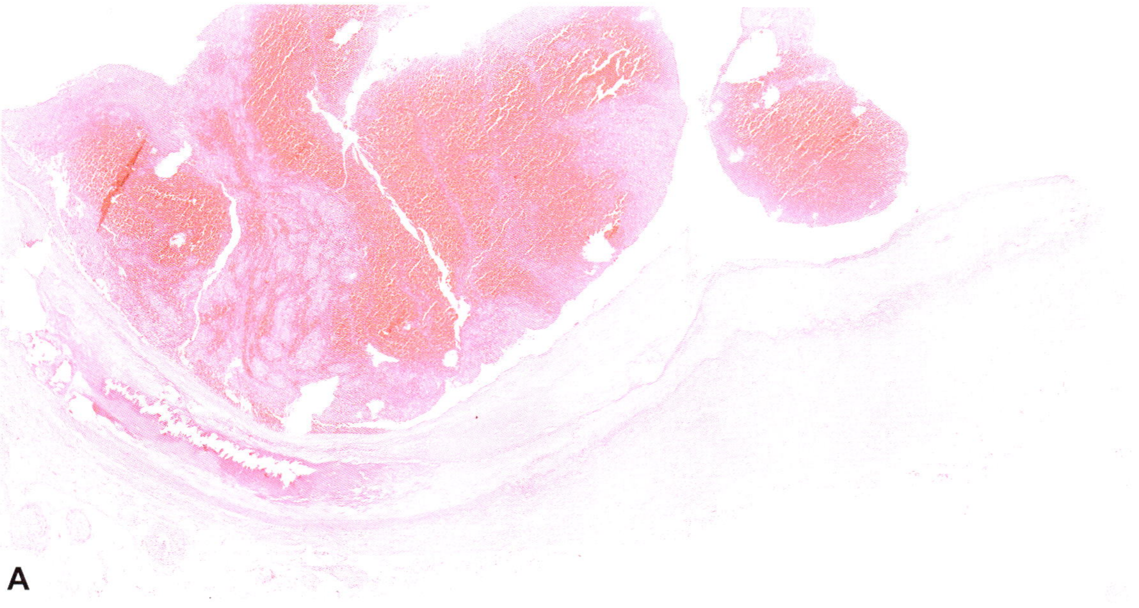

Abb. 1a5 Vaskulitis großer Gefäße – Aorta: Fall 9 (89J w, Kasuistik S. 78)
A: A. mesenterica superior, arteriosklerotisch vorgeschädigt, mit deutlicher Intimafibrose, zum Teil verkalkten Plaques und frischem geschichteten Thrombus im Lumen. HE 20x.

Fortsetzung auf der nächsten Seite.

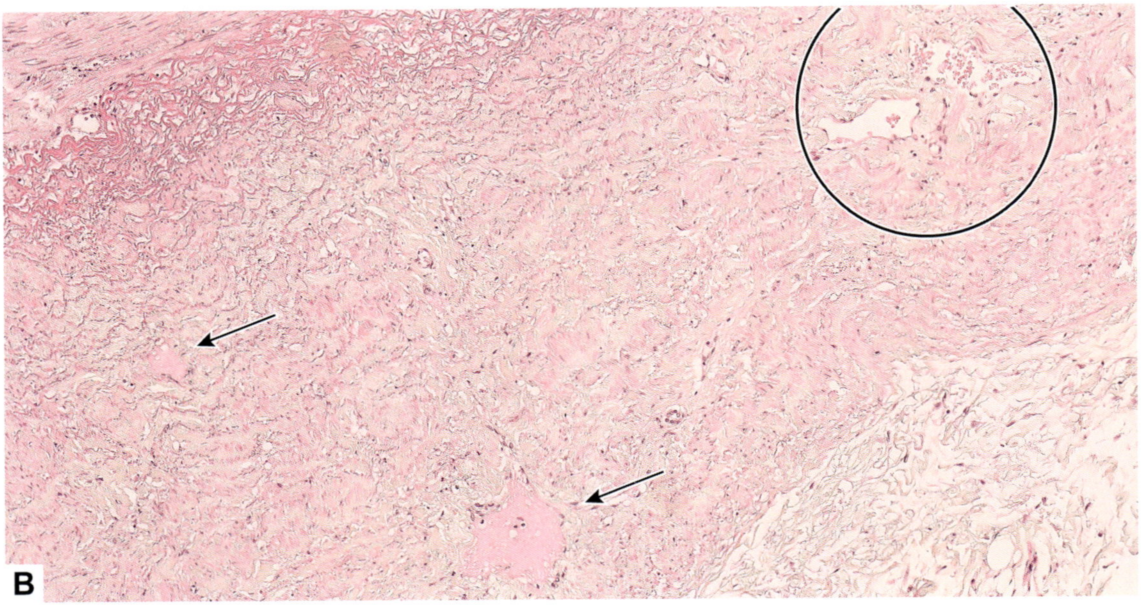

Abb. 1a5 Vaskulitis großer Gefäße – Aorta: Fortsetzung Fall 9 (89J w, Kasuistik S. 78)
B: Medianekrose mit an zahlreichen Stellen aufgelockertem Fasergerüst, stellenweise Ödem (Pfeile) und Einsprossung der Vasa vasorum (Kreis). HE 90x.

b) Vaskulitis kleiner Gefäße

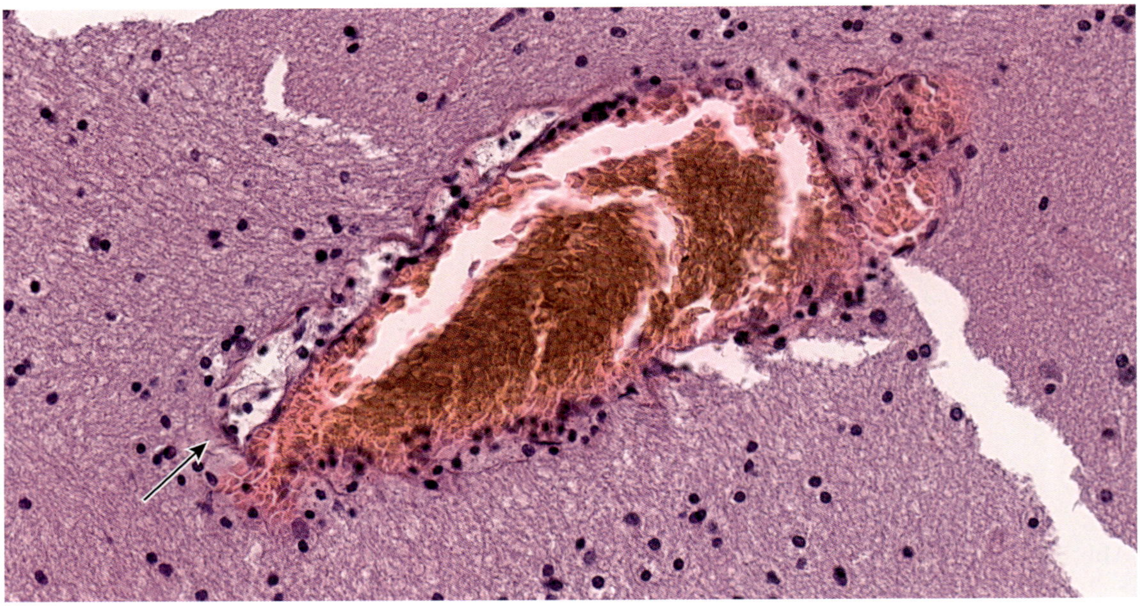

Abb. 1b Vaskulitis kleinerer Gefäße – Gehirn: Fall 30 (39J m, Kasuistik S. 91)
Kleinkalibriges Hirngefäß mit teilweise deutlich sichtbarem Ödem der Gefäßwand (Pfeil) und lymphozytärem Infiltrat. HE 300x.

2. Thromben

a) Typischer Thrombus

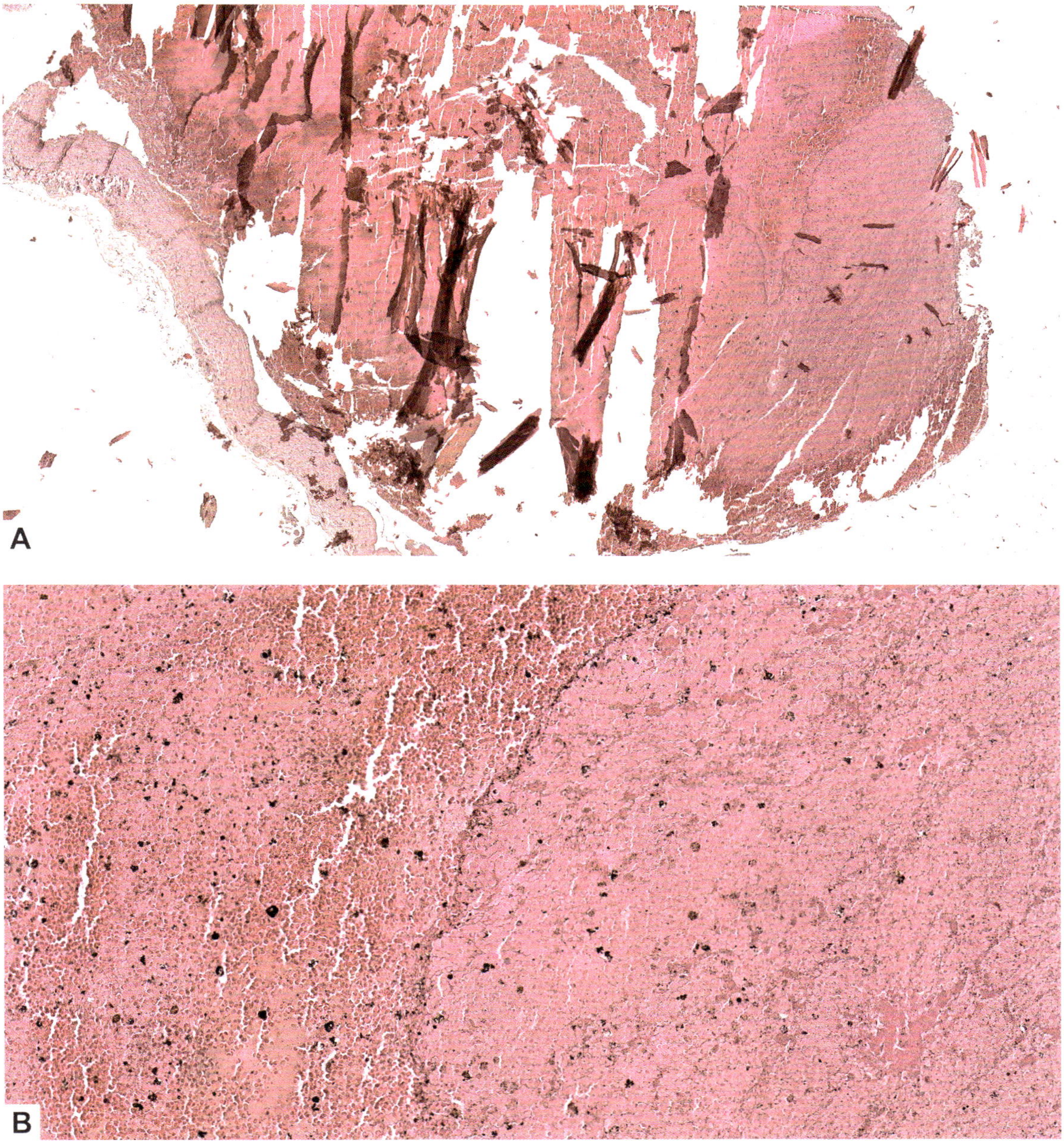

Abb. 2a Typischer Thrombus: Fall 159 (16J w, Kasuistik S. 121)
A: Größerkalibriges dilatiertes venöses Gefäß, ausgefüllt von geschichtetem thrombotischem Material. HE 20x.
B: Geschichtetes thrombotisches Material, bestehend aus einem Blut-Fibringemisch. HE 100x.

b) Atypischer Thrombus

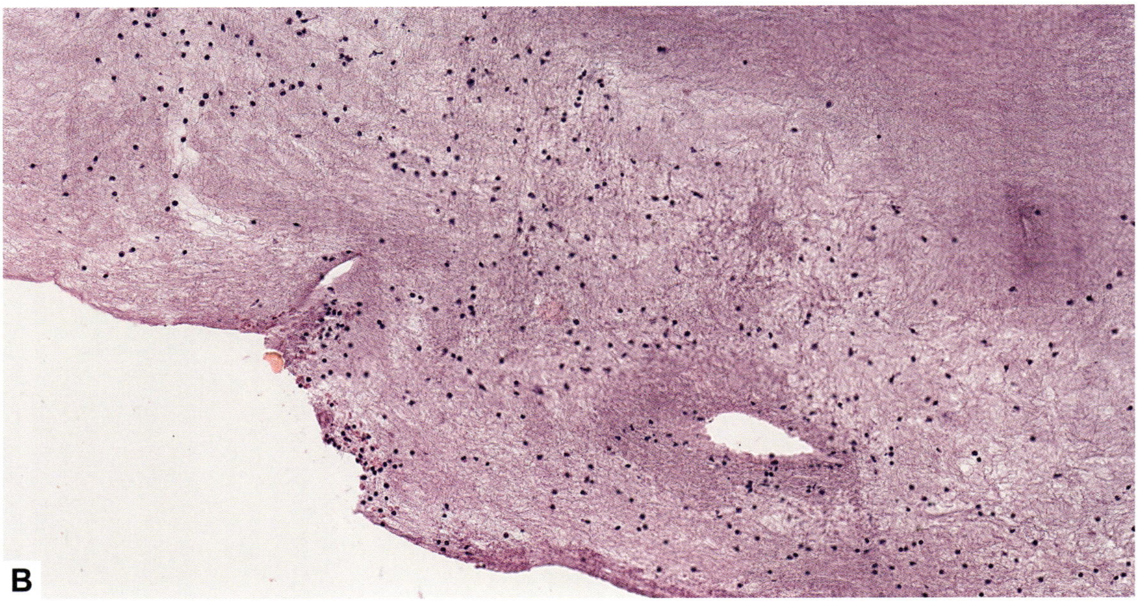

Abb. 2b Atypischer Thrombus: Fall 39B (43J w, Kasuistik S. 128)
A: Nahezu homogenes Material ohne nachweisbare Schichtung. HE 10x.
B: Fibrilläres Material ohne erkennbare Erythrozyten mit stellenweise lockerem lymphozytärem Infiltrat. HE 140x.

3. Substanzablagerungen im Gewebe

a) Amyloidartige Ablagerungen

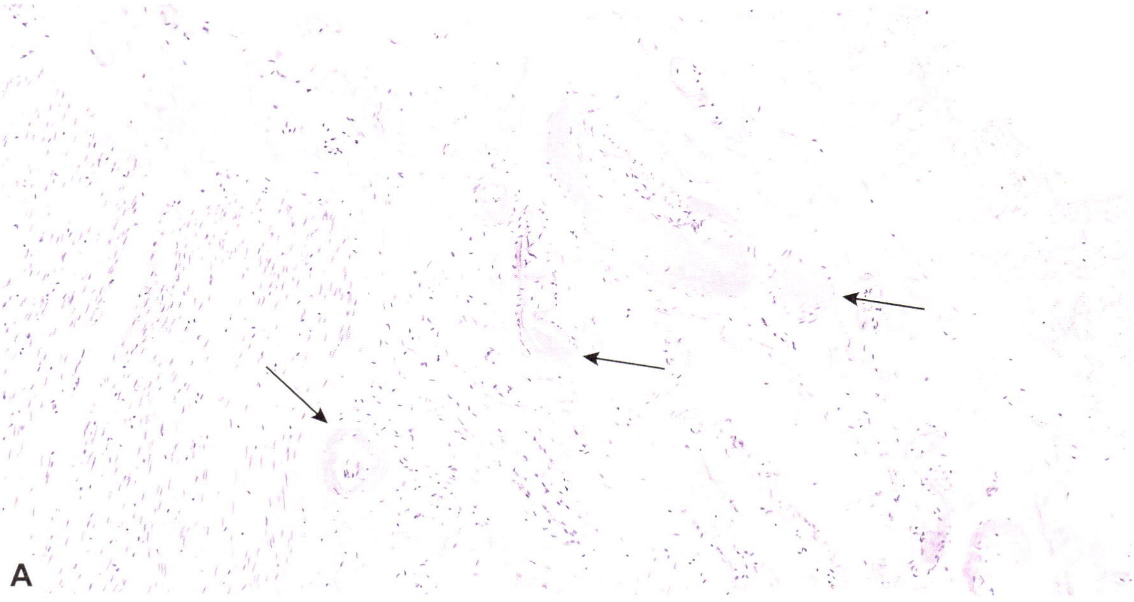

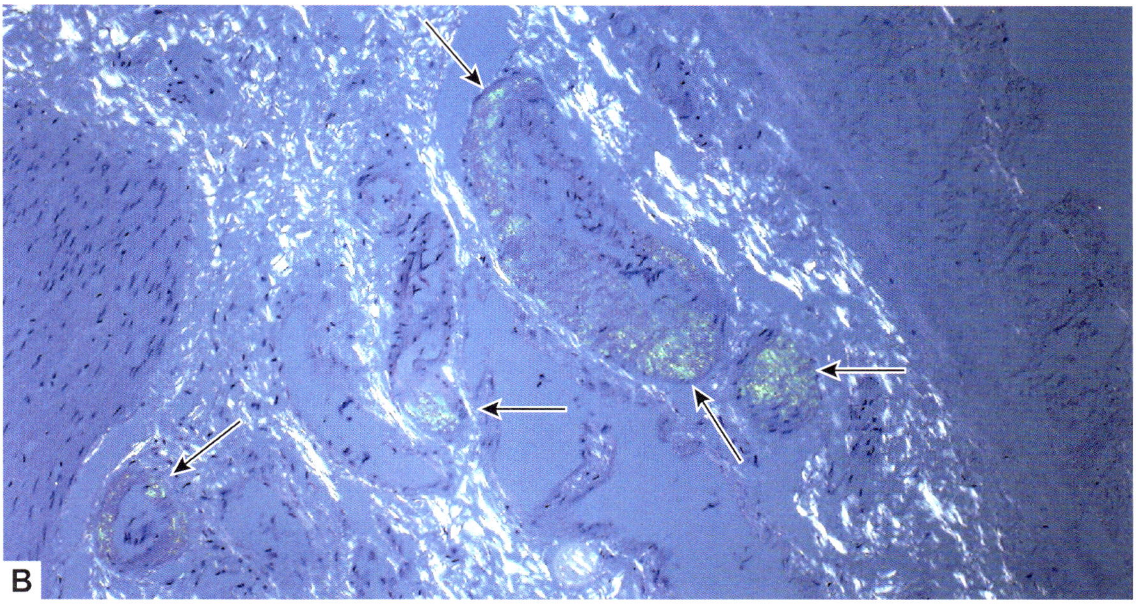

Abb. 3a Amyloidartige Einlagerung – Colon: Fall 3 (94J w, Kasuistik S. 74)
A: Submucosa mit in zahlreichen Gefäßwänden homogenem, stark eosinophil gefärbtem Material (Pfeile), zum Teil zirkulär angeordnet, mit teilweise deutlicher Verdickung der Gefäßwand. HE 100x.
B: Schon in der Routinefärbung in polarisiertem Licht doppeltbrechendes, deutlich grün schimmerndes Material (Pfeile). HE 100x.

b) Kristalline Ablagerungen unklarer Herkunft

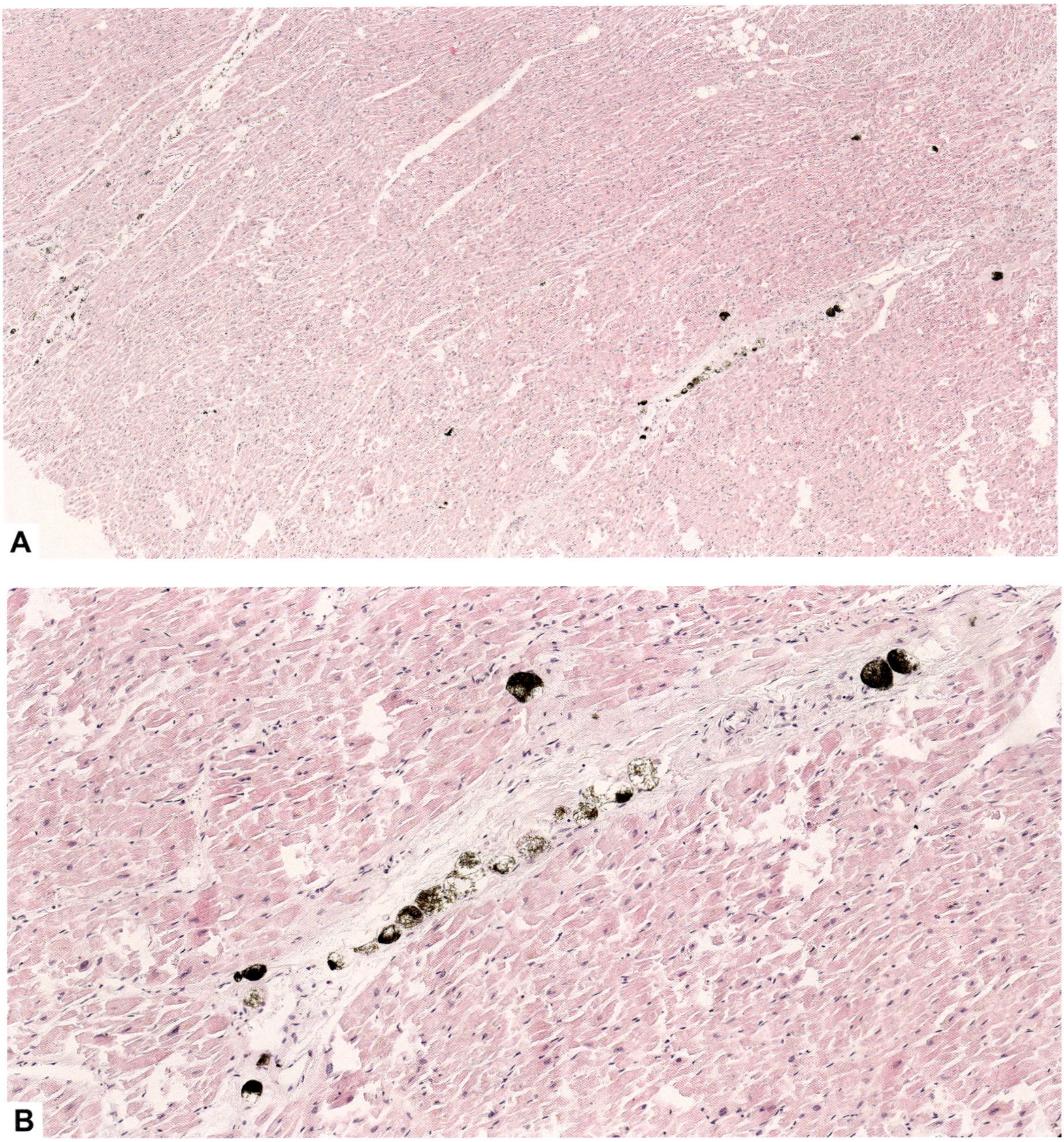

Abb. 3b Kristalline Ablagerung unklarer Herkunft – Myokard: Fall 17 (83J w, Kasuistik S. 82)
A: An zahlreichen Stellen im Interstitium zu findende, schwarze, kristalline Ablagerungen unklarer Herkunft. HE 20 x.
B: Scheinbar in Adipozyten liegendes, schwarzes Material. HE 100x.

Fortsetzung auf der nächsten Seite.

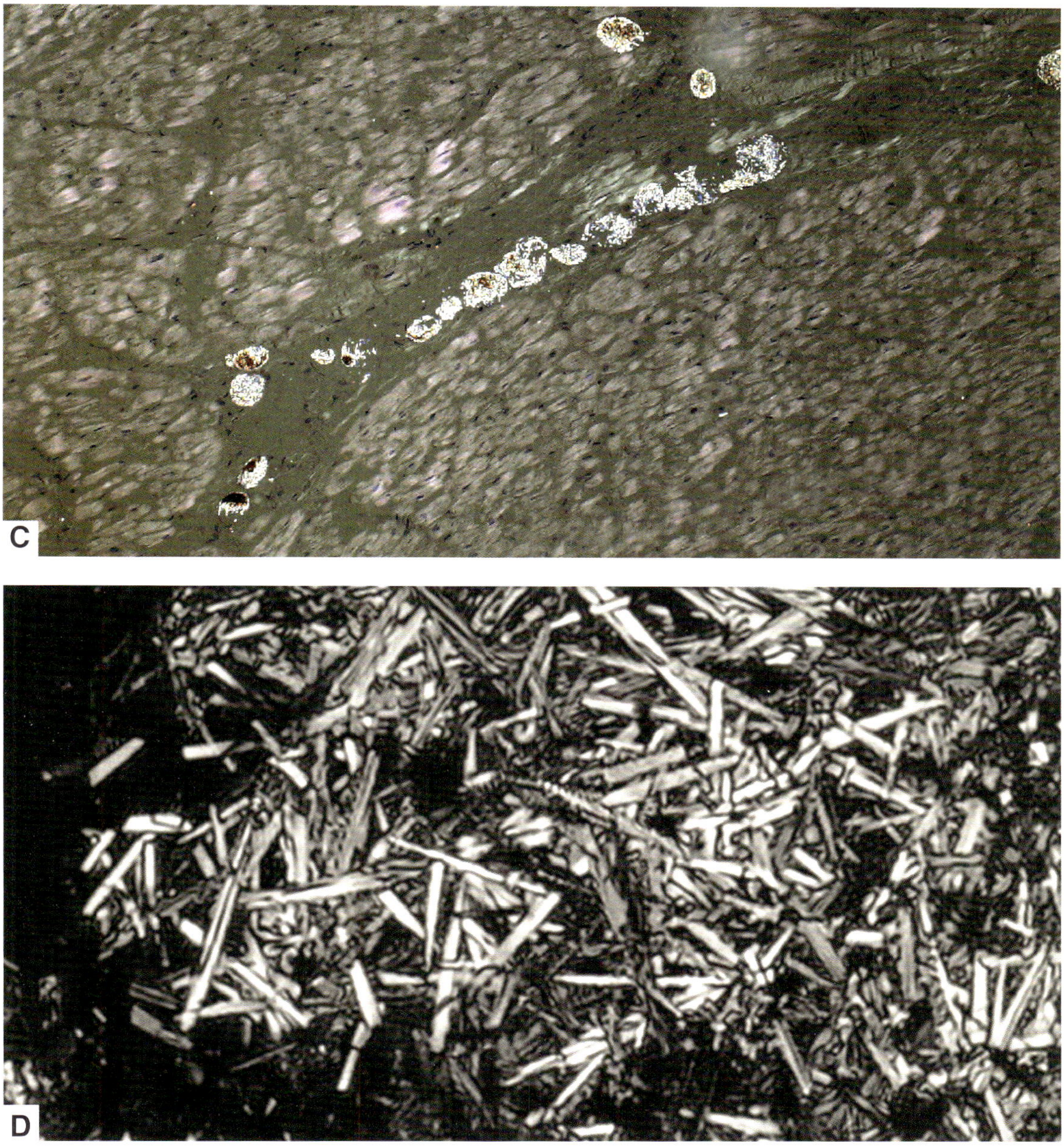

Abb. 3b Kristalline Ablagerung unklarer Herkunft – Myokard: Fortsetzung Fall 17 (83J w, Kasuistik S. 82)
C: In polarisiertem Licht deutlich doppeltbrechendes Material. HE 100x.
D: Im Lasermikroskop sichtbare, nadelförmige Gebilde mit häufig korkenzieherartigen Enden. 6000x.

4. Histopathologisch sichtbare Phänomene

a) „Lymphozyten-Amok“

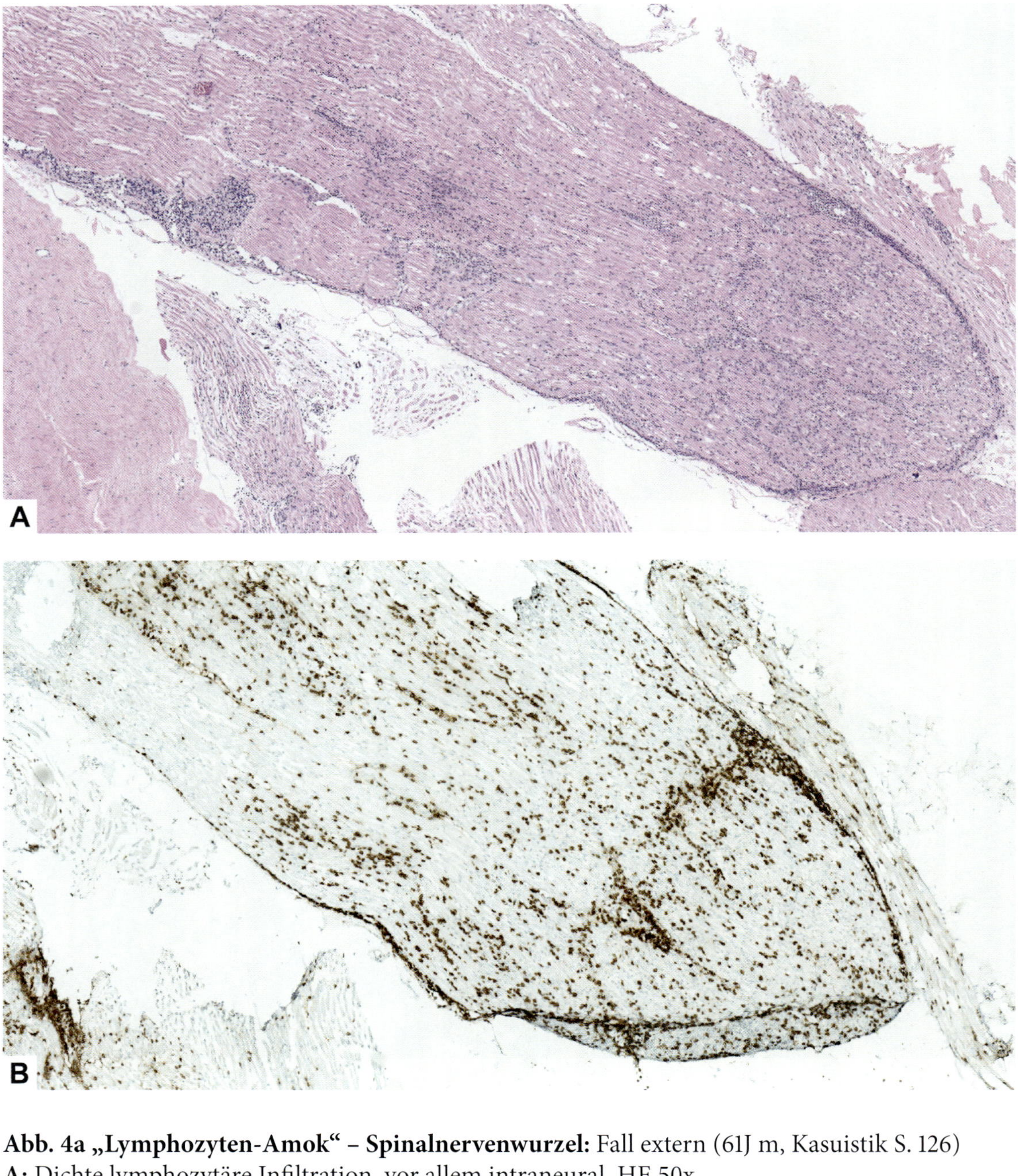

Abb. 4a „Lymphozyten-Amok“ – Spinalnervenwurzel: Fall extern (61J m, Kasuistik S. 126)
A: Dichte lymphozytäre Infiltration, vor allem intraneural. HE 50x.
B: Immunhistologisch Positivität für den Marker CD3, passend zu Lymphozyten. CD3 70x.

b) Spike Protein-Nachweise

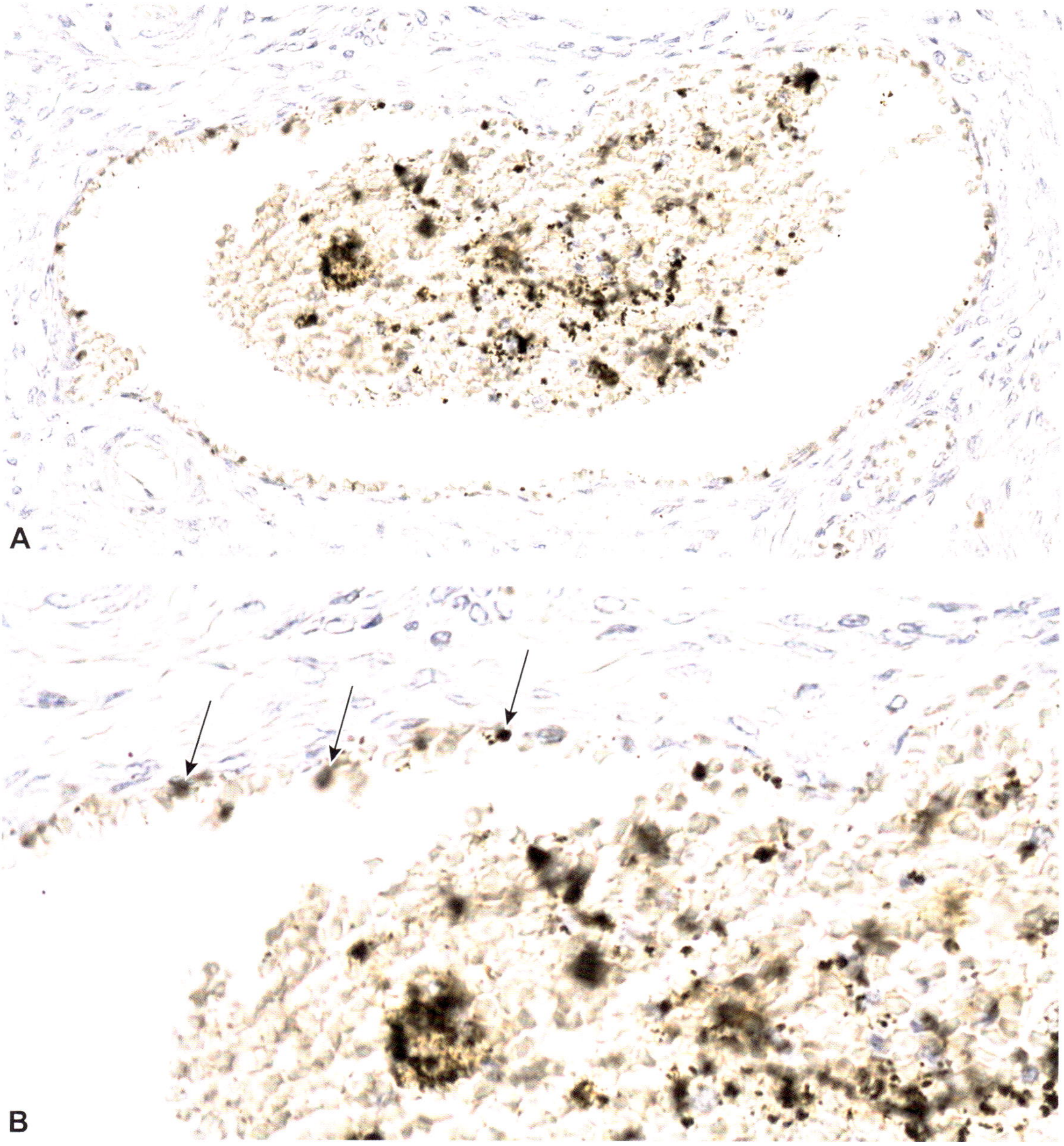

Abb. 4b Spike-Protein-Nachweis – Ovar: Fall 159 (16J w, Kasuistik S. 121)
A: Ovar mit dilatierten Blutgefäßen und in diesen spezifische Anfärbung des immunhistochemischen Markers. Spike-Protein 400x.
B: Positivität auch in einzelnen Endothelzellen (Pfeile). Spike-Protein 600x.

5. Zerstörung elastischer Fasern

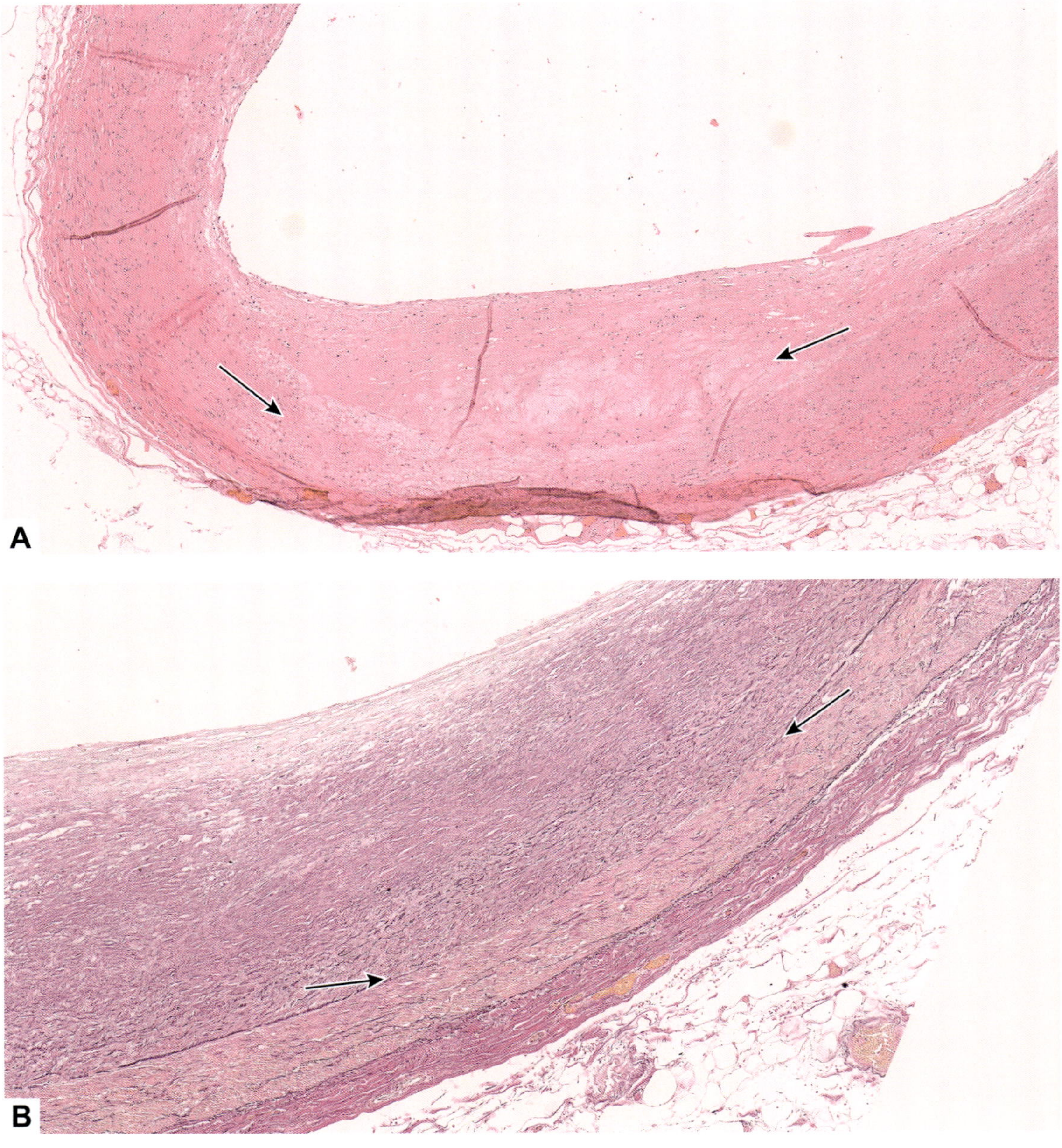

Abb. 5.1 Zerstörung elastischer Fasern – Koronararterie: Fall 91 (74J m, Kasuistik S. 112)
A: Arteriosklerotisch vorgeschädigtes Gefäß mit Intimaverbreiterung. Deutliche ödematöse Auflockerung sowohl der Media als auch der Intimaplaques (Pfeile). HE 40x.
B: Mediadegeneration mit Verlust der elastischen Fasern (Pfeile). EvG 80x.

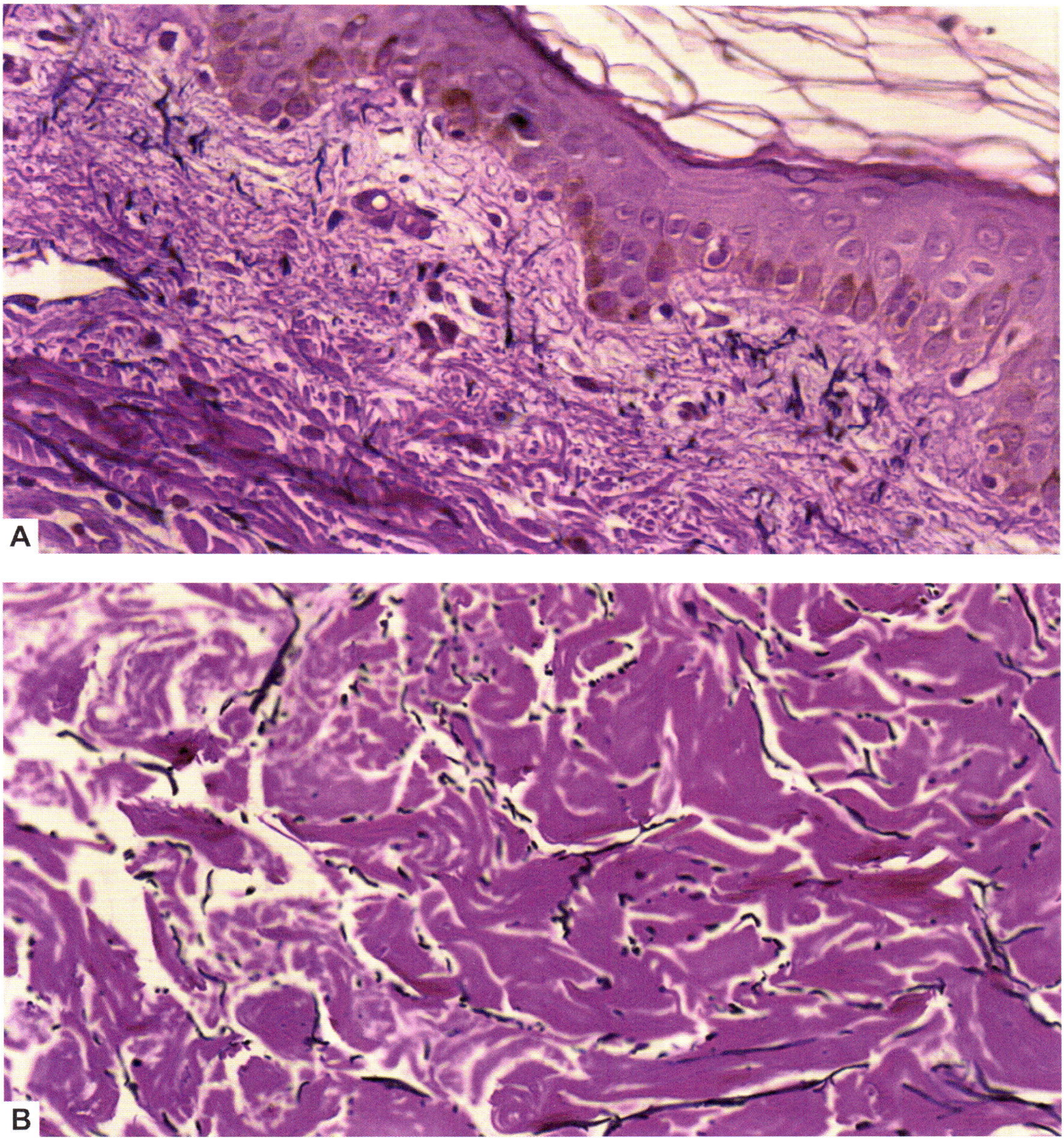

Abb. 5.2 Verlust elastischer Fasern – Haut: Fall 113B (38J m, Kasuistik S. 130)
A: Deutliche Rarefizierung der Basalmembran-assoziierten elastischen Fasern. EvG 150x.
B: In der Tiefe Störung und Fragmentierung des korialen Netzwerkes. EvG 150x.

Organbefunde

1. Herz

a) Myokarditis

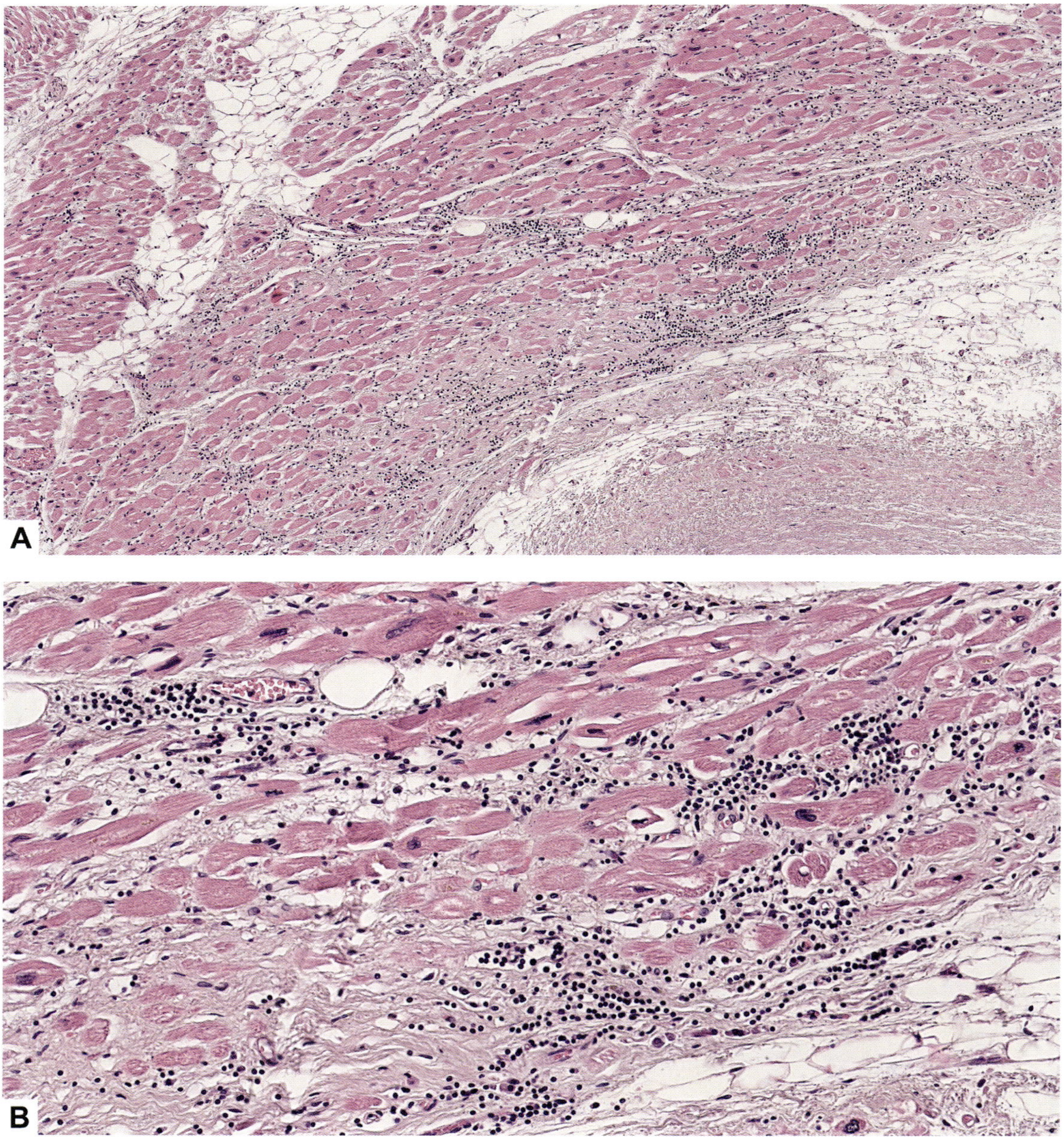

Abb. 1a1 Herz – Myokarditis: Fall 56 (85J m, Kasuistik S. 98)
A: Fleckförmiges, teilweise konfluierendes lymphozytäres Infiltrat, interstitielle Narben. Hypertrophiekerne mehrerer Kardiomyozyten. HE 60x.
B: Interstitielles lymphozytäres Infiltrat und lockeres Narbengewebe, welches für einen mehrzeitigen Prozess der Myokarditis spricht. Kardiomyozyten mit zum Teil hypertrophischen Kernen. HE 200x.

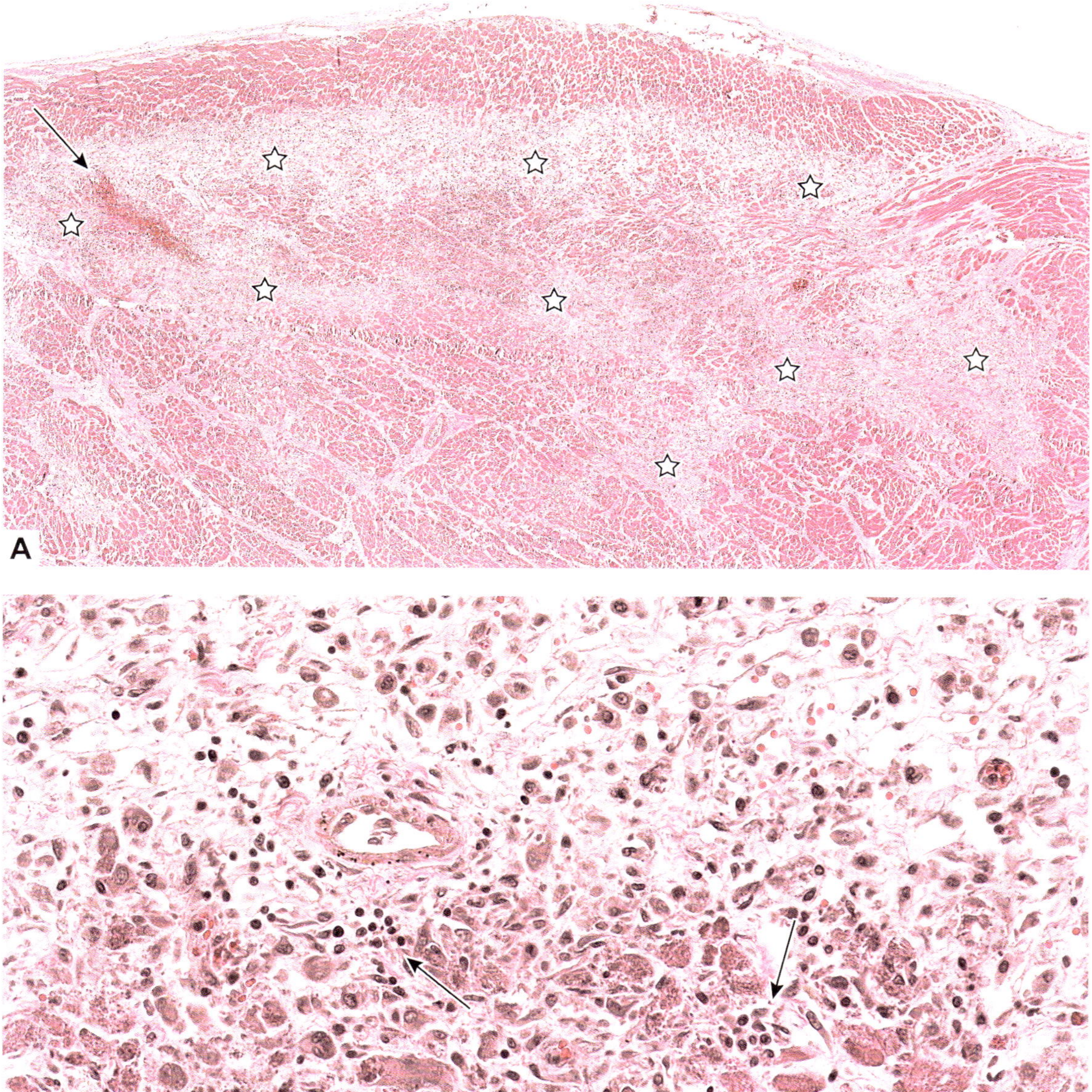

Abb. 1a2 Herz – Myokarditis: Fall 159 (16J w, Kasuistik S. 121)
A: Myokard mit Ödem, ausgedehnten Nekrosen und beginnender lockerer Narbenbildung (Sterne) sowie herdförmiger frischer Blutung (Pfeil). HE 20x.
B: Sichtbarer Schwund der Kardiomyozyten, stellenweise Infiltration mit Lymphozyten (Pfeile) und im oberen Bildbereich lockere Narbenbildung, passend zu einer mehrzeitigen Myokarditis. HE 300x.

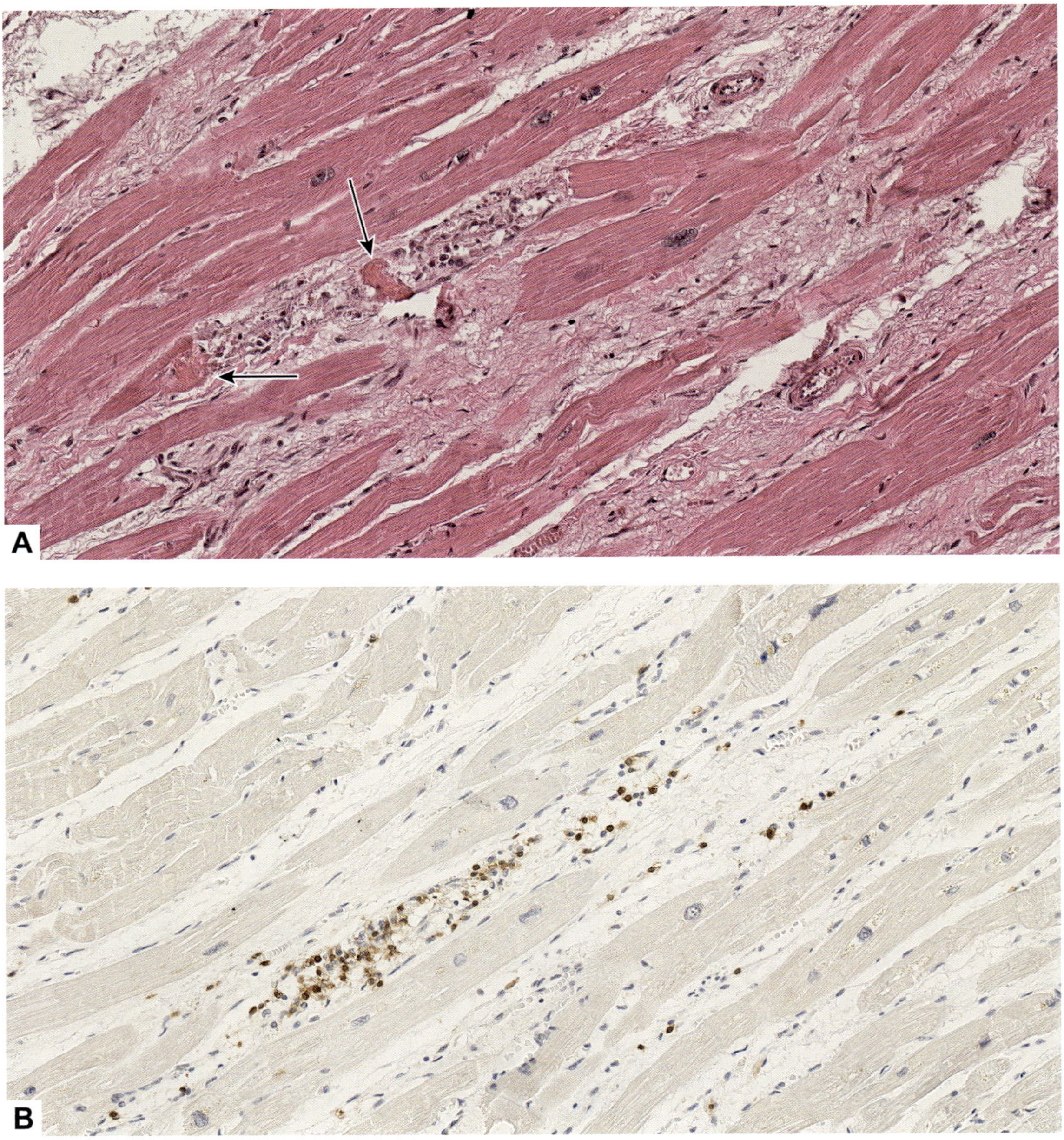

Abb. 1a3 Herz – Myokarditis: Fall 111 (40J m, Kasuistik S. 116)

A: Myokard mit interstitieller Fibrose, herdförmiger entzündlicher Infiltration und Nekrose von Kardiomyozyten mit stärker eosinophil gefärbten Faserresten (Pfeile). HE 300x.

B: Fleckförmiges lymphozytäres Infiltrat mit Positivität für CD3, passend zu T-Zellen. CD3 300x.

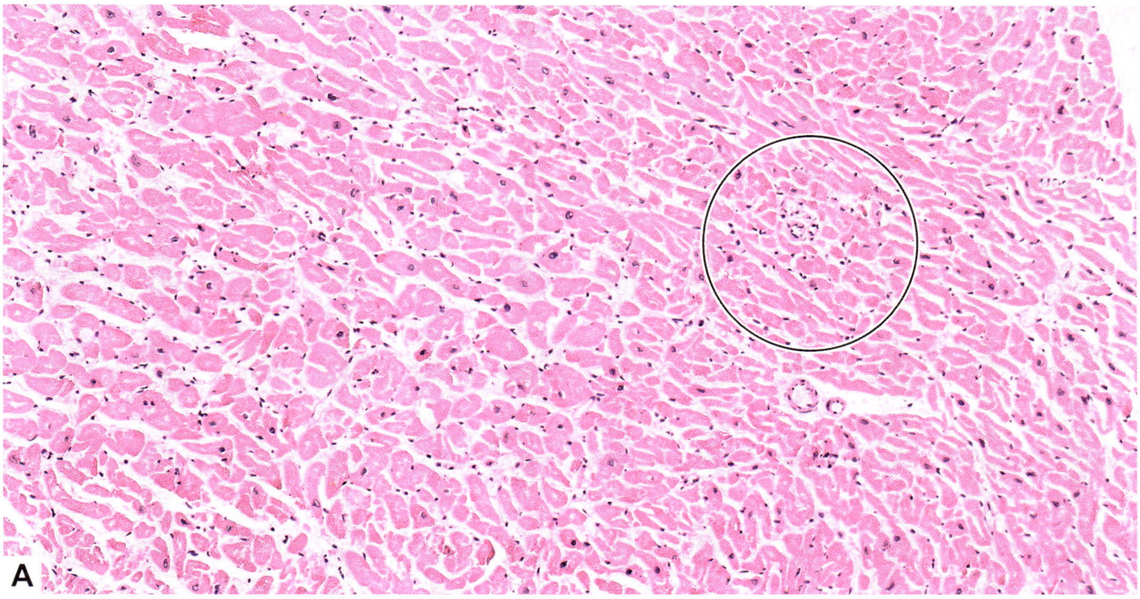

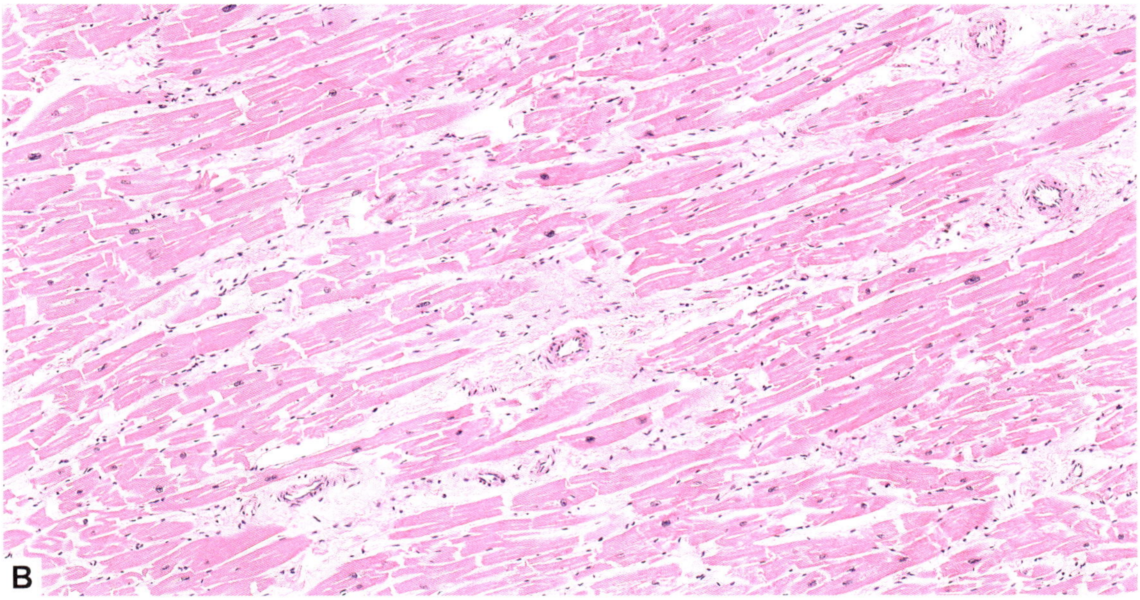

Abb. 1a4 Herz – Zeichen einer Myokarditis: Fall 85 (22J m, Kasuistik S. 111)
A: Minimal erhöhter interstitieller Zellgehalt (Kreis) und aufgelockertes Myokard als Zeichen eines leichten interstitiellen Ödems. HE 100x.
B: Feinfleckige, perivaskulär akzentuierte Narbenbildung, das Bild ist vereinbar mit Residuen nach Myokarditis. HE 80x.

b) Perikarditis

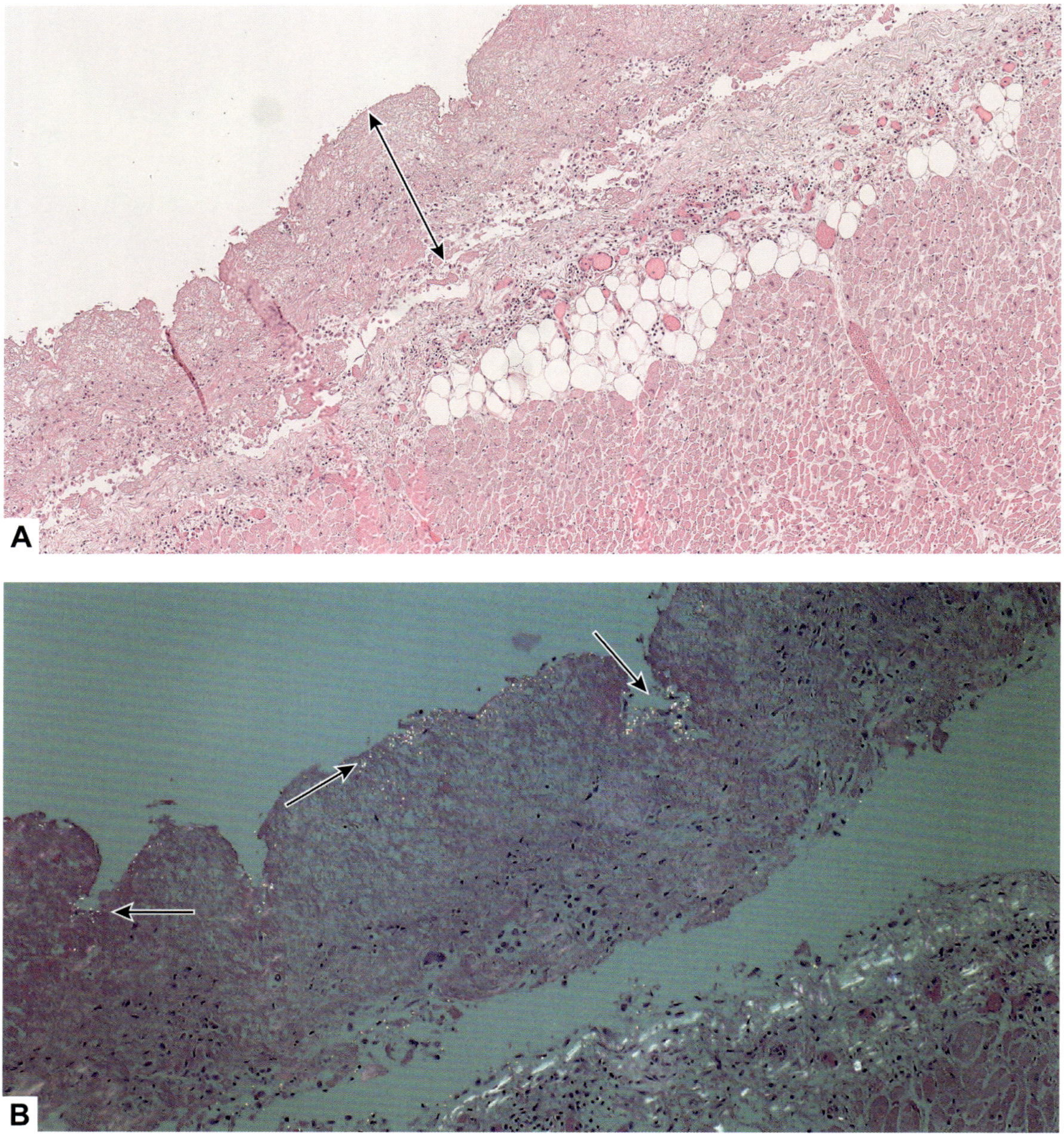

Abb. 1b1 Herz – Perikarditis: Fall 21 (85J m, Kasuistik S. 87)
A: Ausgeprägte fibrinöse Perikarditis mit dicker Fibrinschicht (Doppelpfeil) und subperikardiell angedeutetem, bandförmigen lymphozytären Infiltrat. HE 60x.
B: In polarisiertem Licht doppeltbrechendes kristallines Material unklarer Herkunft in oberen Schichten des Fibrinbelages (Pfeile). HE 100x.

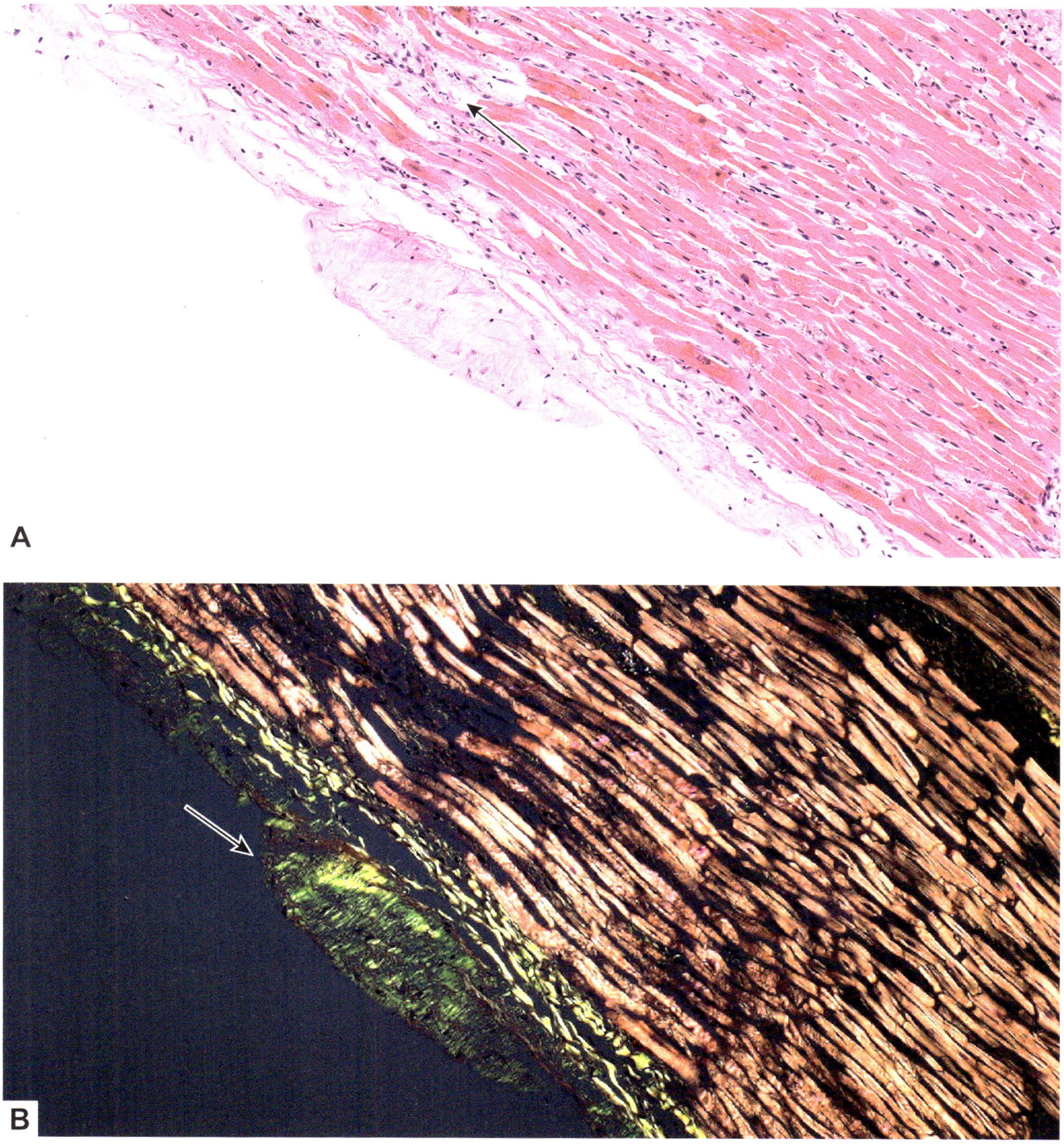

Abb. 1b2 Herz – Zustand nach Perikarditis: Fall 66 (48J m, Kasuistik S. 103)
A: Perikardnarbe mit stellenweise deutlicher Verbreiterung des Perikards. Außerdem dezente Zeichen einer Myokarditis mit lockerer interstitieller Narbenbildung (Pfeil). HE 100x.
B: Narbig verbreitertes Perikard mit amyloidartigen Eigenschaften. Schon in der Routinefärbung in polarisiertem Licht doppeltbrechender, grünlich schimmernder Aspekt (Pfeil). HE 100x.

Fortsetzung auf der nächsten Seite.

c) Ablagerungen

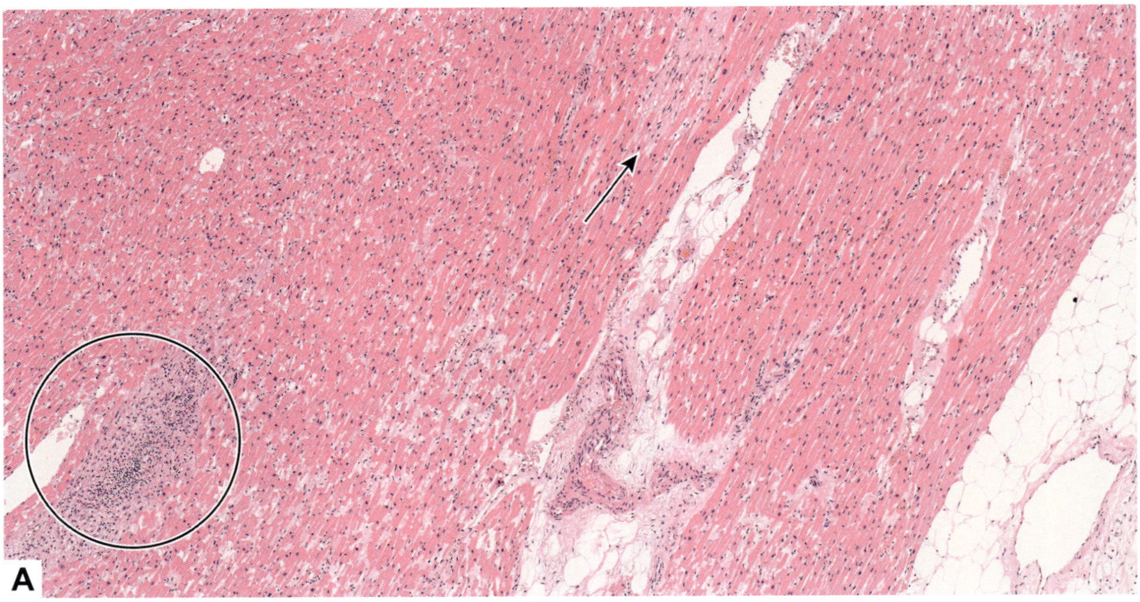

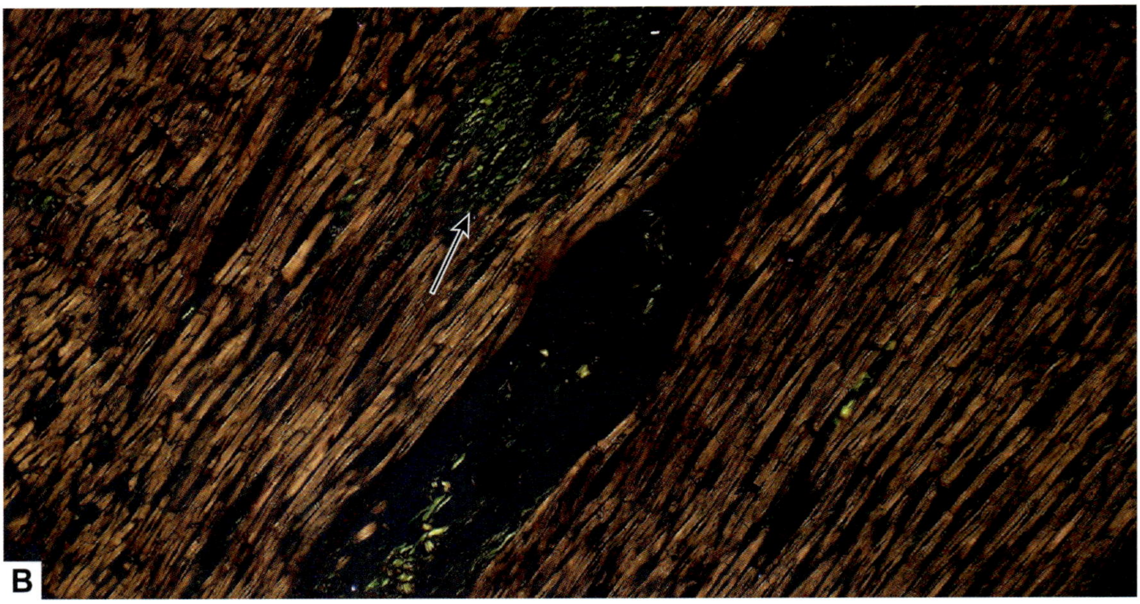

Abb. 1c1 Herz – Amyloidartige Ablagerungen, Myokarditis: Fortsetzung Fall 66 (48J m, Kasuistik S. 103)
A: Fokales lymphozytäres Infiltrat des Myokards (Kreis) und feinfleckige Vernarbung (Pfeil). HE 50x.
B: Feinfleckige perivaskuläre und interstitielle Vernarbung (Pfeil) mit bereits in der Routinefärbung in polarisiertem Licht perivaskulär und interstitiell grünlich doppeltbrechenden, amyloidartigen Ablagerungen. HE 100x.

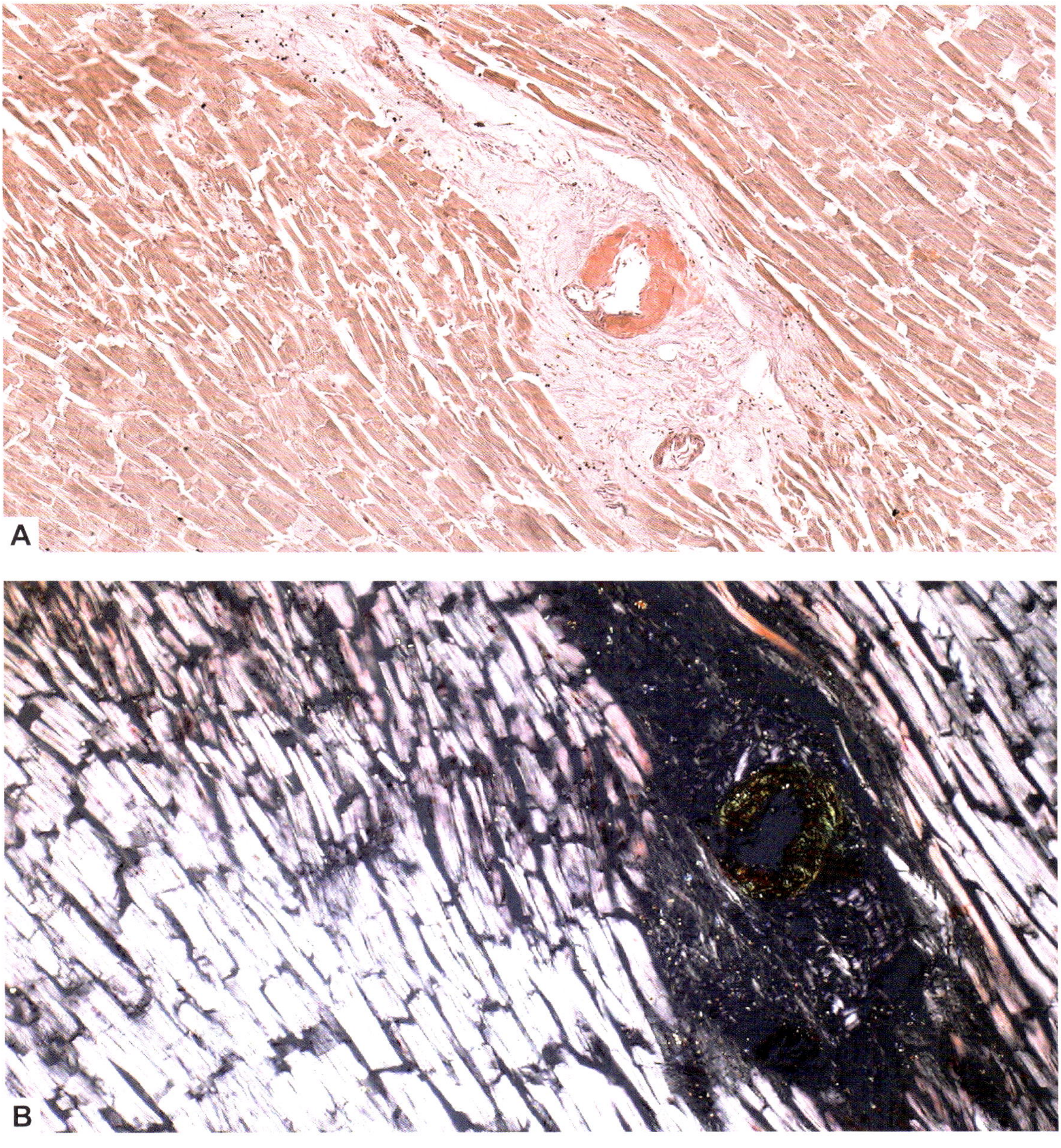

Abb. 1c2 Herz – Amyloidartige Ablagerungen: Fall 104 (73J w, Kasuistik S. 114)
A: Zirkuläre, in der Spezialfärbung Kongorot intensiver rot leuchtende Amyloidablagerung in einem kleineren intramuralen Gefäß. Kongorot 150x.
B: In polarisiertem Licht grünlich schimmerndes, doppeltbrechendes Material, passend zu Amyloid. Kongorot 150x.

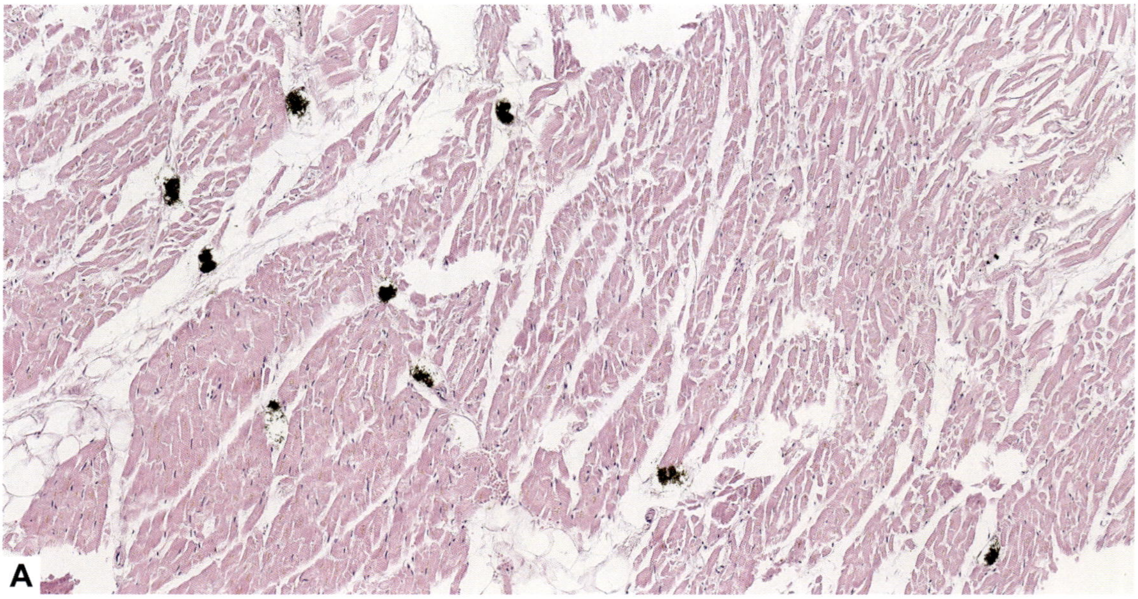

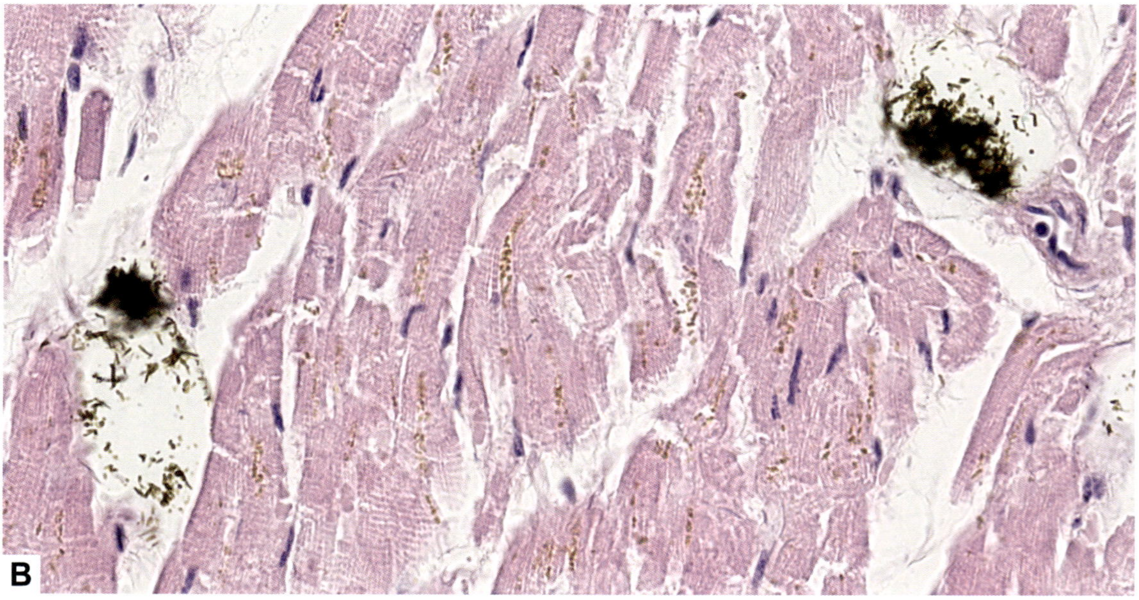

Abb. 1c3 Herz – Kristalline Ablagerungen unklarer Herkunft: Fall 12 (81J w, Kasuistik S. 80)
A: Fleckförmige Ablagerung von schwarz erscheinendem, kristallinem Material. HE 100x.
B: Rundlich konfigurierte Ablagerungen von teilweise stäbchenförmigem, teilweise nadelförmigem Material, welches mit Formalinpigment nicht vereinbar ist. HE 500x.

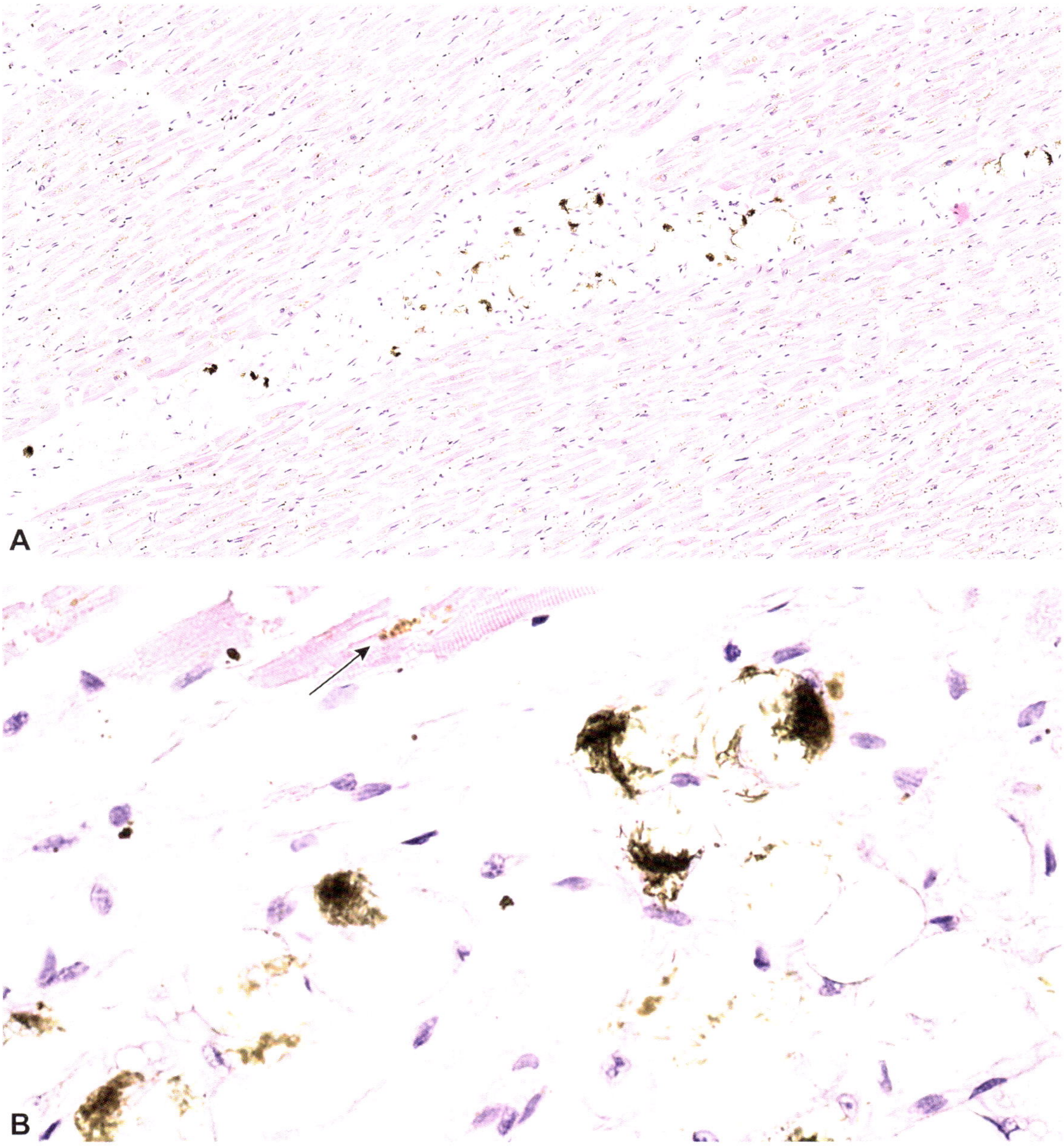

Abb. 1c4 Herz – Kristalline Ablagerungen unklarer Herkunft: Fall 1 (82J w, Kasuistik S. 71)
A: Scheinbar im Fettgewebe liegendes Material mit schwarz-bräunlichem Aspekt. HE 100x.
B: Rundlich arrangierte Ablagerungen von häufig nadelförmig konfiguriertem Material. Zum Vergleich fokale gewöhnliche Lipofuszinablagerung (Pfeil). HE 550x.

d) Gefäßveränderungen

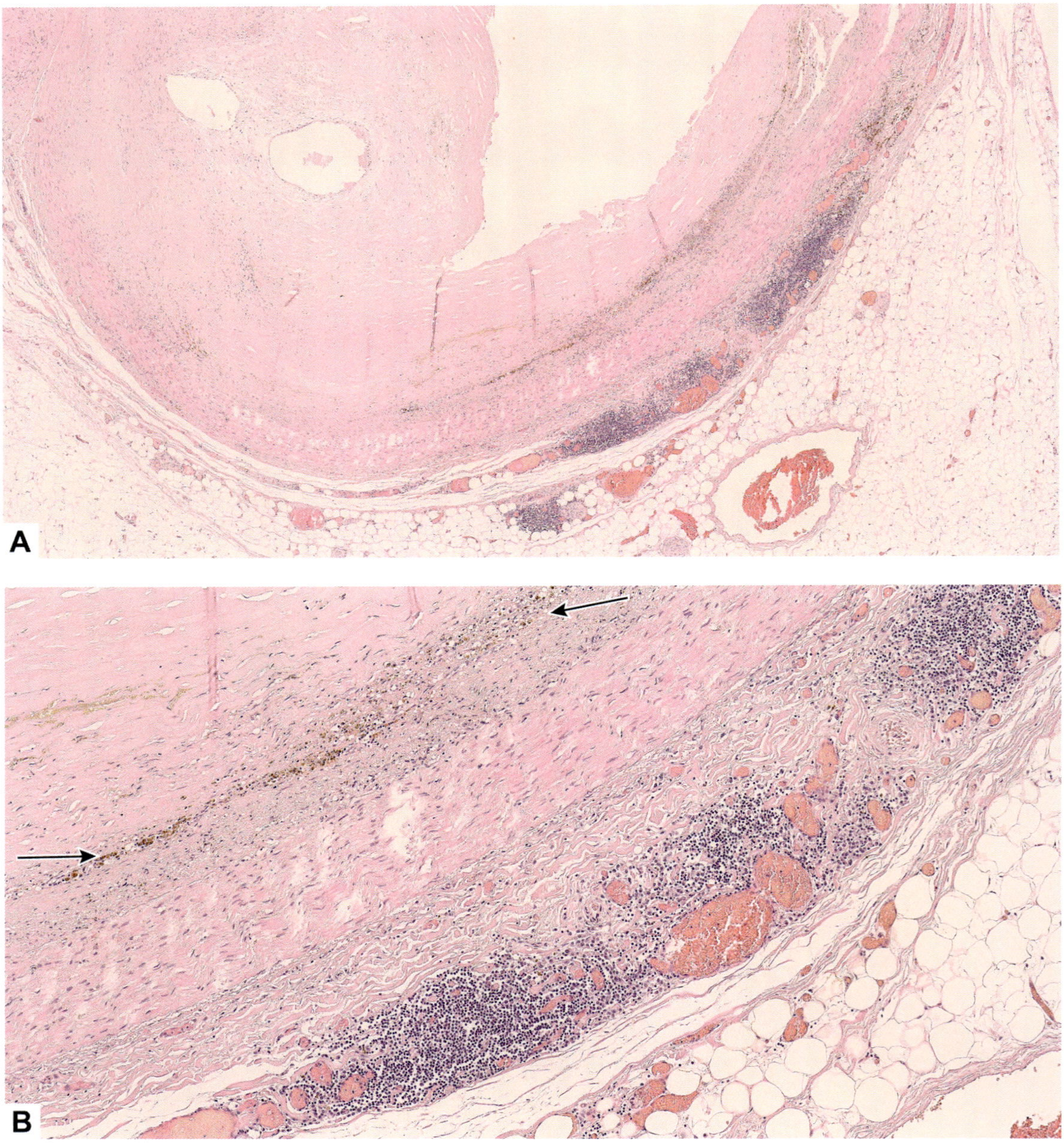

Abb. 1d1 Herz – Gefäßveränderungen: Fall 49 (56J m, Kasuistik S. 97)
A: Arteriosklerotisch vorgeschädigte Koronararterie mit ausgeprägter lumenstenosierender Intimafibrose mit Rekanalisierung. Perivaskulär stellenweise bandförmiges lymphozytäres Infiltrat. HE 30x.
B: Intimafibrose mit schütterem lymphozytärem Infiltrat und Hämosiderophagen als Zeichen älterer Blutungen (Pfeile), Adventitia mit dichtem lymphozytärem Infiltrat, häufig um dilatierte blutgefüllte Vasa vasorum. HE 80x.

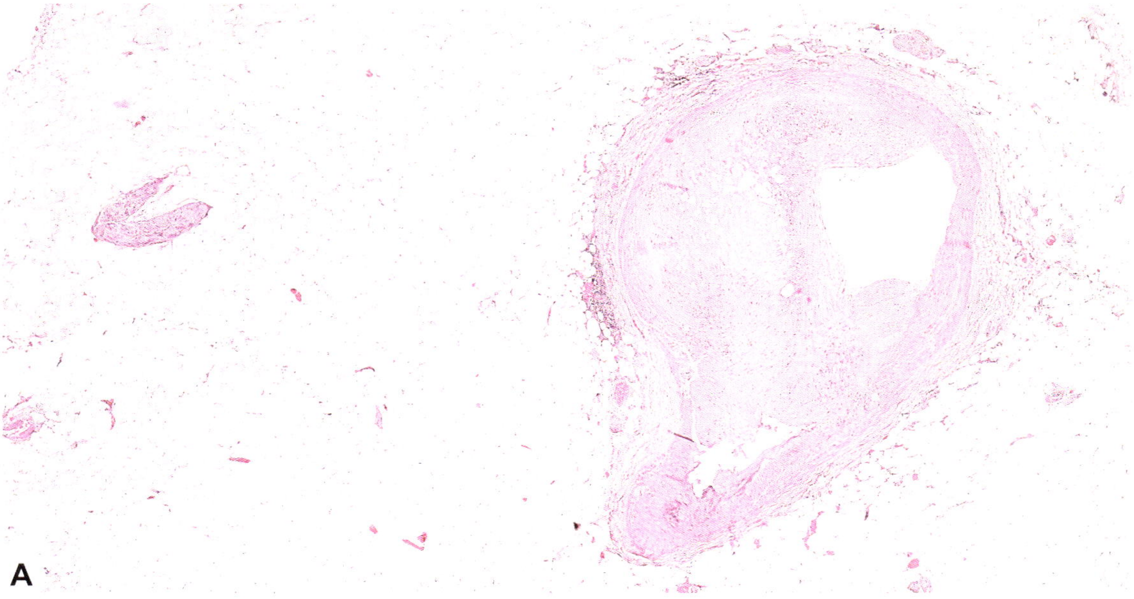

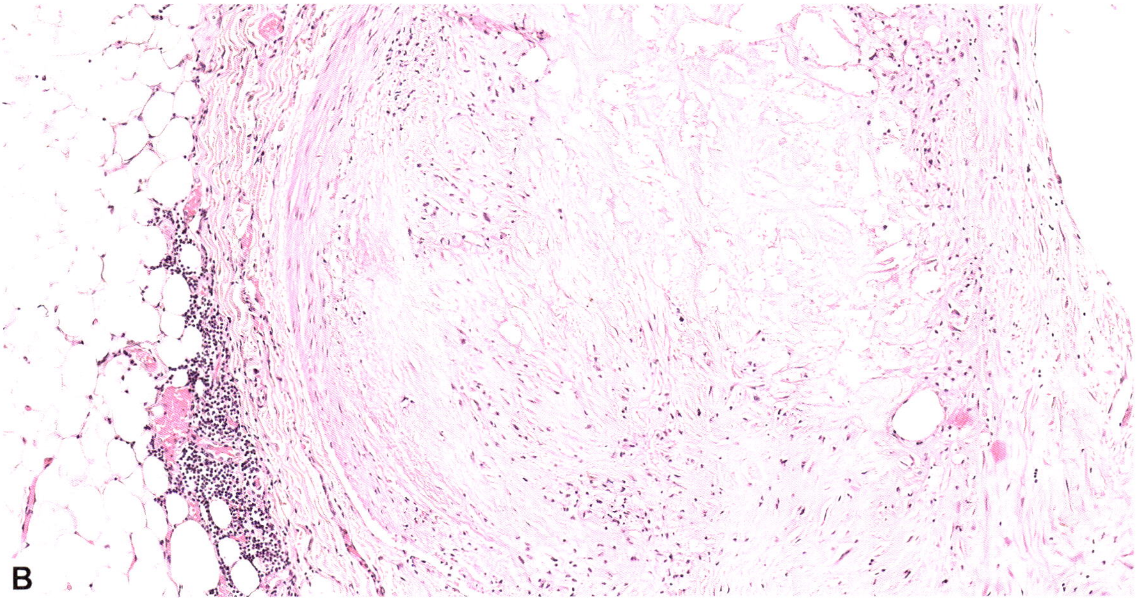

Abb. 1d2 Herz – Gefäßveränderungen: Fall 58 (93J w, Kasuistik S. 100)
A: Koronararterie mit ausgeprägter lumenstenosierender Intimafibrose im Sinne einer arteriosklerotischen Vorschädigung. HE 30x.
B: Deutlich aufgelockerte Plaque und lockere Infiltration durch Lymphozyten und Makrophagen sowie perivaskuläre lymphozytäre Infiltration. HE 100x.

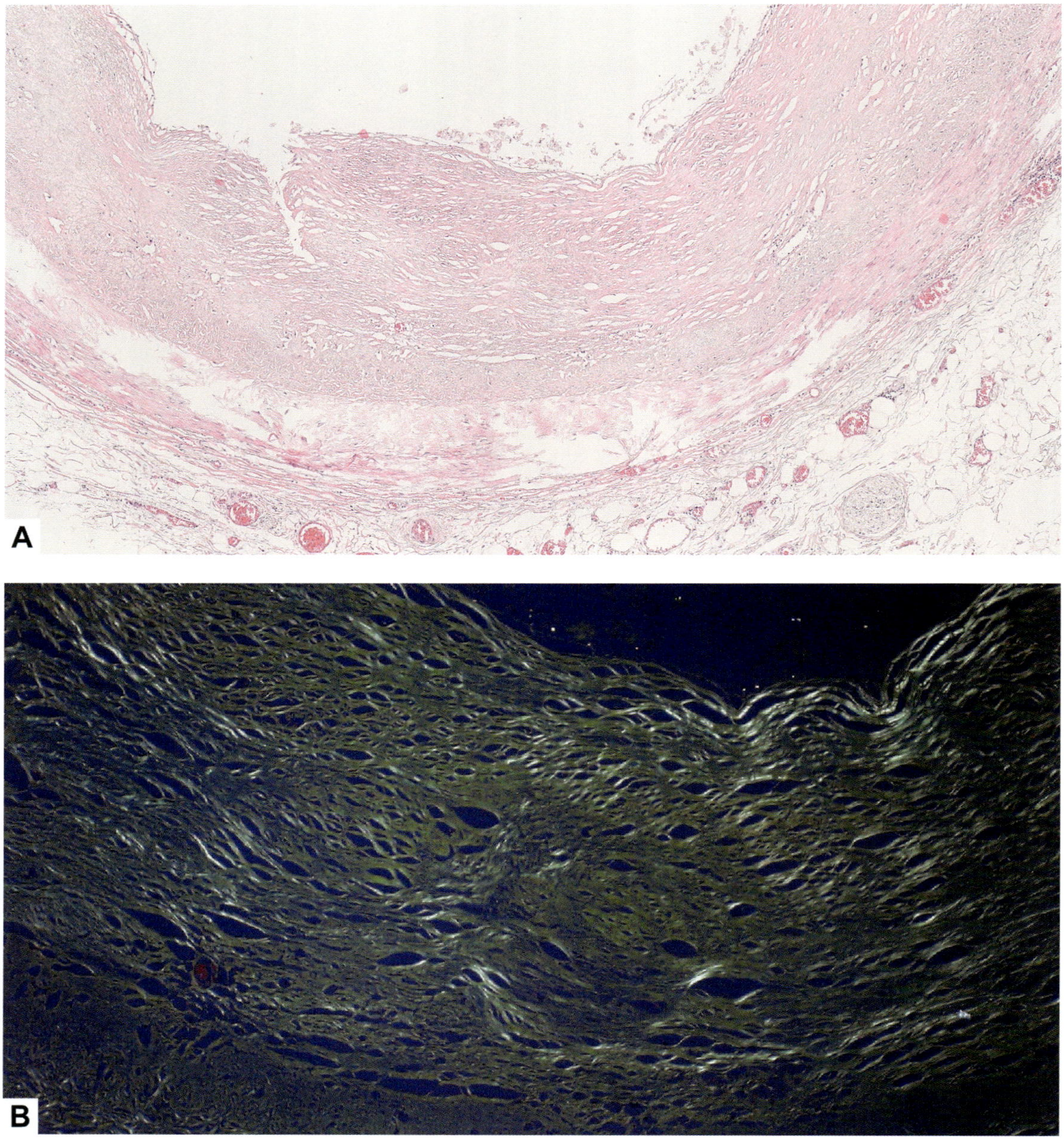

Abb. 1d3 Herz – Gefäßveränderungen: Fall 83 (72J m, Kasuistik S. 109)
A: Intimafibrose mit auffälliger ödematöser Auflockerung. HE 100x.
B: Intimafibrose mit im polarisierten Licht deutlich erkennbarer ödematöser Auflockerung. HE 150x.

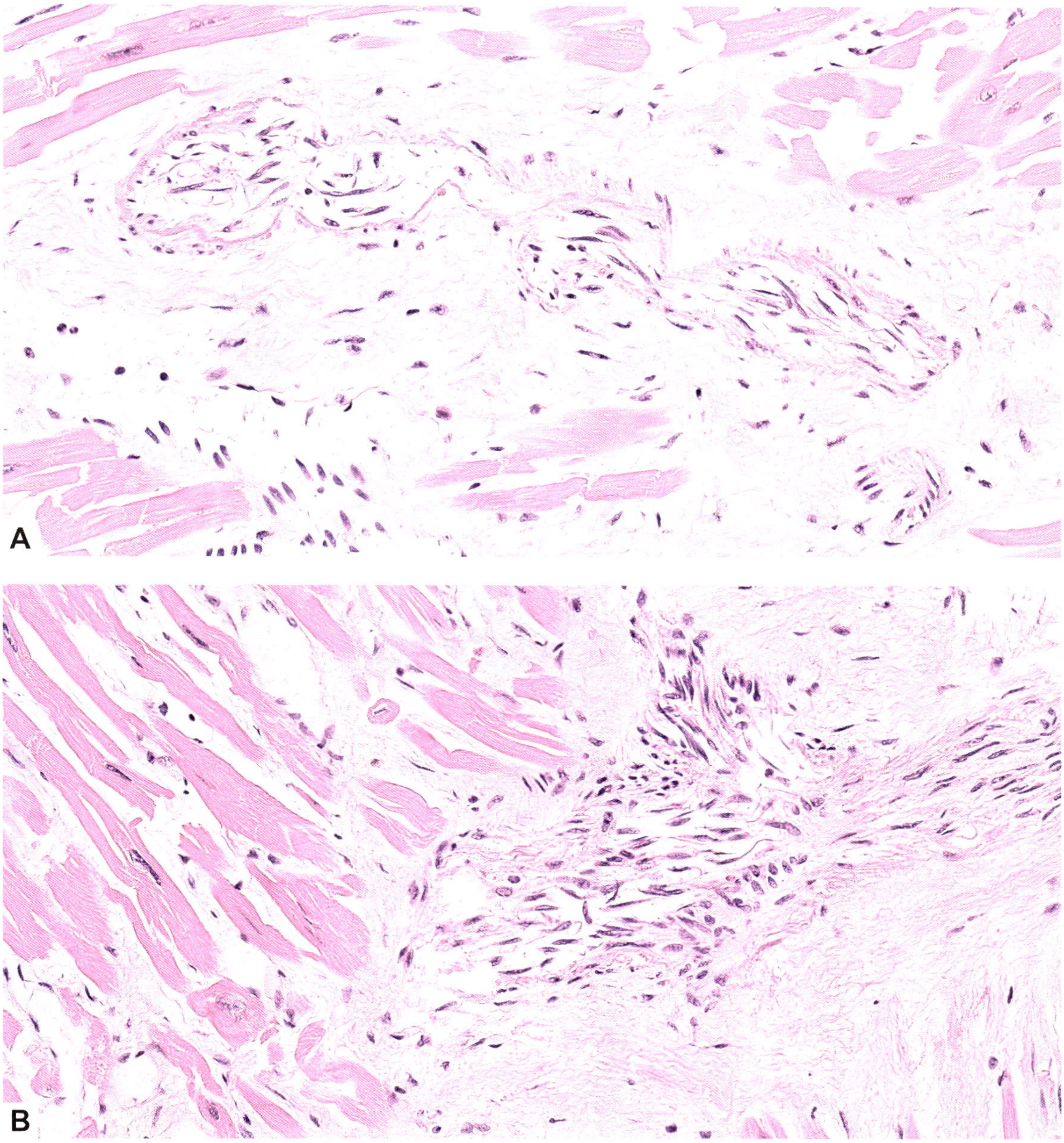

Abb. 1d4 Herz – Gefäßveränderungen: Fall 20 (59J w, Kasuistik S. 85)
A+B: Kleinere intramurale Gefäße mit im Lumen abgeschilferten, reaktiv vergrößerten Endothelien und einzelnen Lymphozyten im Sinne einer Endotheliitis. Leichte perivaskuläre und interstitielle Fibrose. HE 200x.

e) Ischämische Phänomene

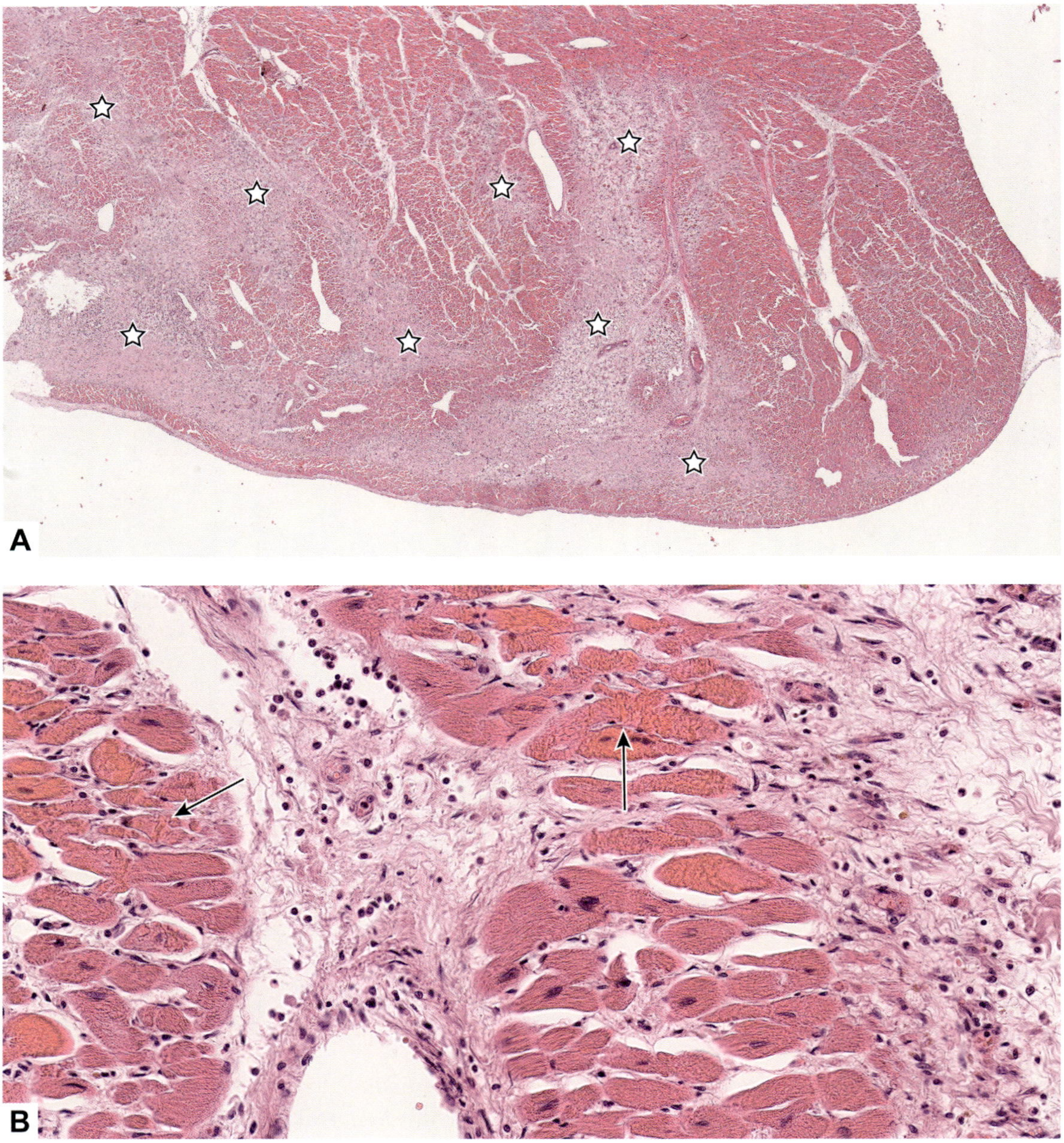

Abb. 1e Herz – Ischämische Phänomene: Fall 72 (24J m, Kasuistik S. 105)
A: Straßenförmig konfluierende Granulationsgewebeherde (Sterne) und Zeichen eines akuten Myokardinfarktes mit stärker eosinophil gefärbtem Myokard im Randbereich der Narben. HE 20x.
B: Lockeres Granulationsgewebe mit Infiltration durch vorwiegend neutrophile Granulozyten, frische Myokardnekrosen, teilweise mit angedeuteten Kontraktionsbandnekrosen (Pfeile) und kräftiger eosinophil gefärbten Kardiomyozyten. HE 200x.

2. Milz

a) Gefäßveränderungen

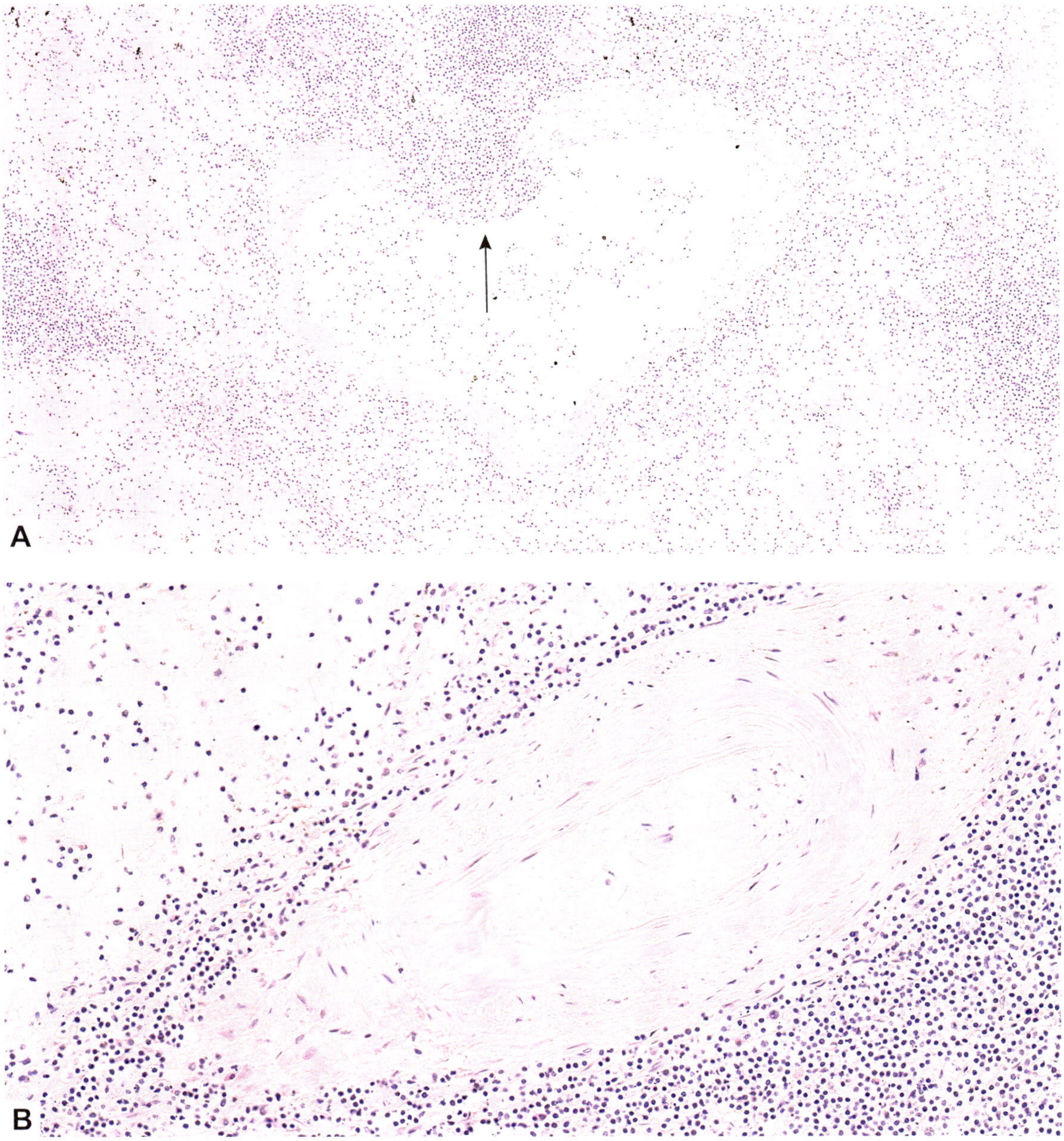

Abb. 2a1 Milz – Gefäßveränderungen: Fall 17 (83J w, Kasuistik S. 82)
A: Texturstörung der Wand eines mittelkalibrigen Gefäßes mit Follikeleinbruch in das Gefäßlumen (Pfeil), eine an mehreren Stellen in dieser Milz nachweisbare Auffälligkeit. HE 70x.
B: Zwiebelschalenartiges Phänomen der Gefäßwand einer Arterie (auch an mehreren anderen arteriellen Gefäßen der Milz zu sehen). HE 200x.

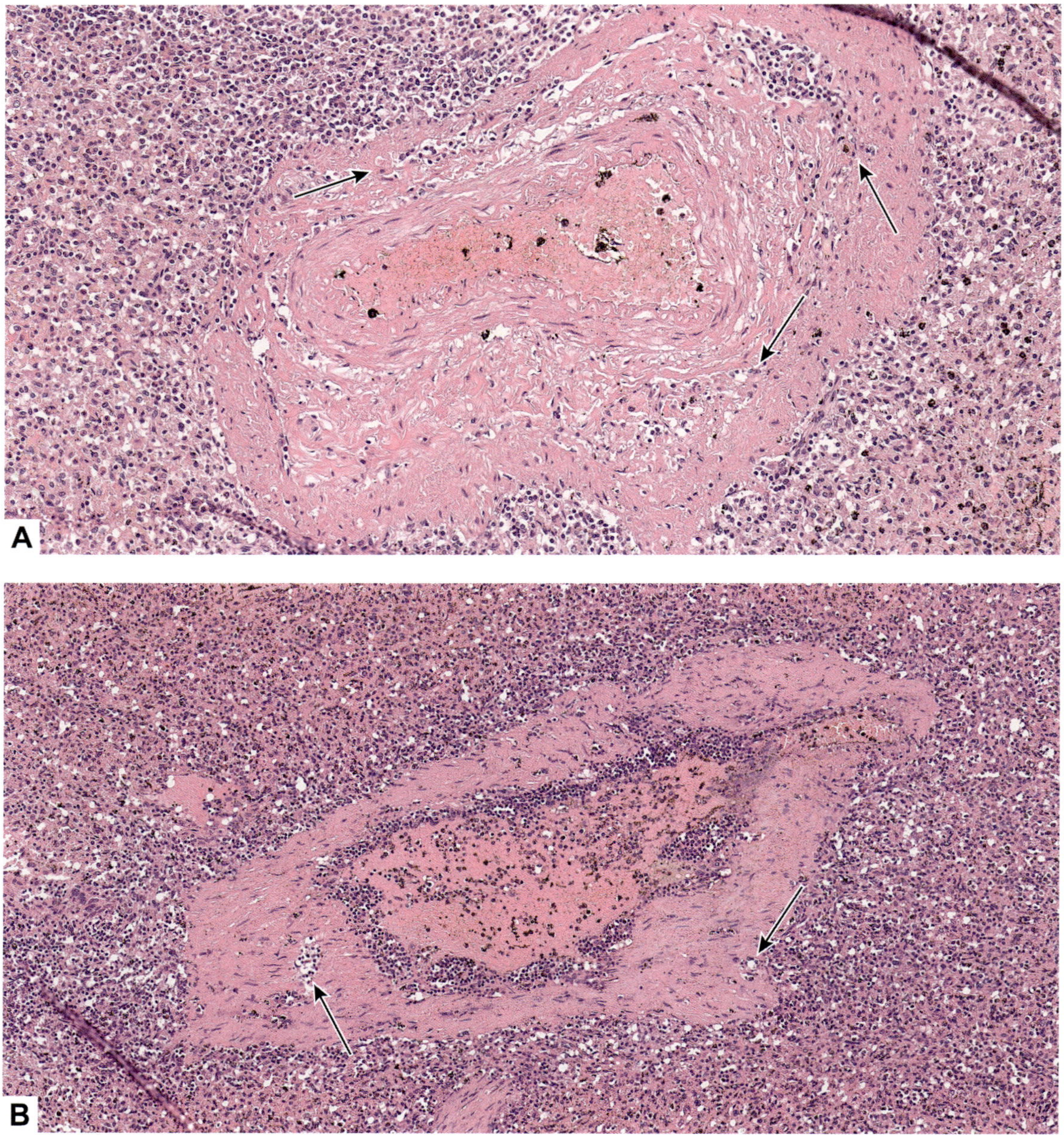

Abb. 2a2 Milz – Gefäßveränderungen: Fall 18 (29J m, Kasuistik S. 83)
A: Mittelgroßes arterielles Gefäß mit ödematös aufgelockerten Wandschichten und dem Bild des sog. Zwiebelschalenmusters sowie entzündliche lymphozytäre Infiltrate in den äußeren Wandschichten (Pfeile) im Sinne einer Vaskulitis. HE 160x.
B: Mittelgroßes arterielles Gefäß mit dem Bild einer Vaskulitis, lumennaher, massiver zirkulärer Infiltration durch Lymphozyten; einzelne Lymphozyten sind auch in tieferen Wandschichten zu finden (Pfeile). HE 100x.

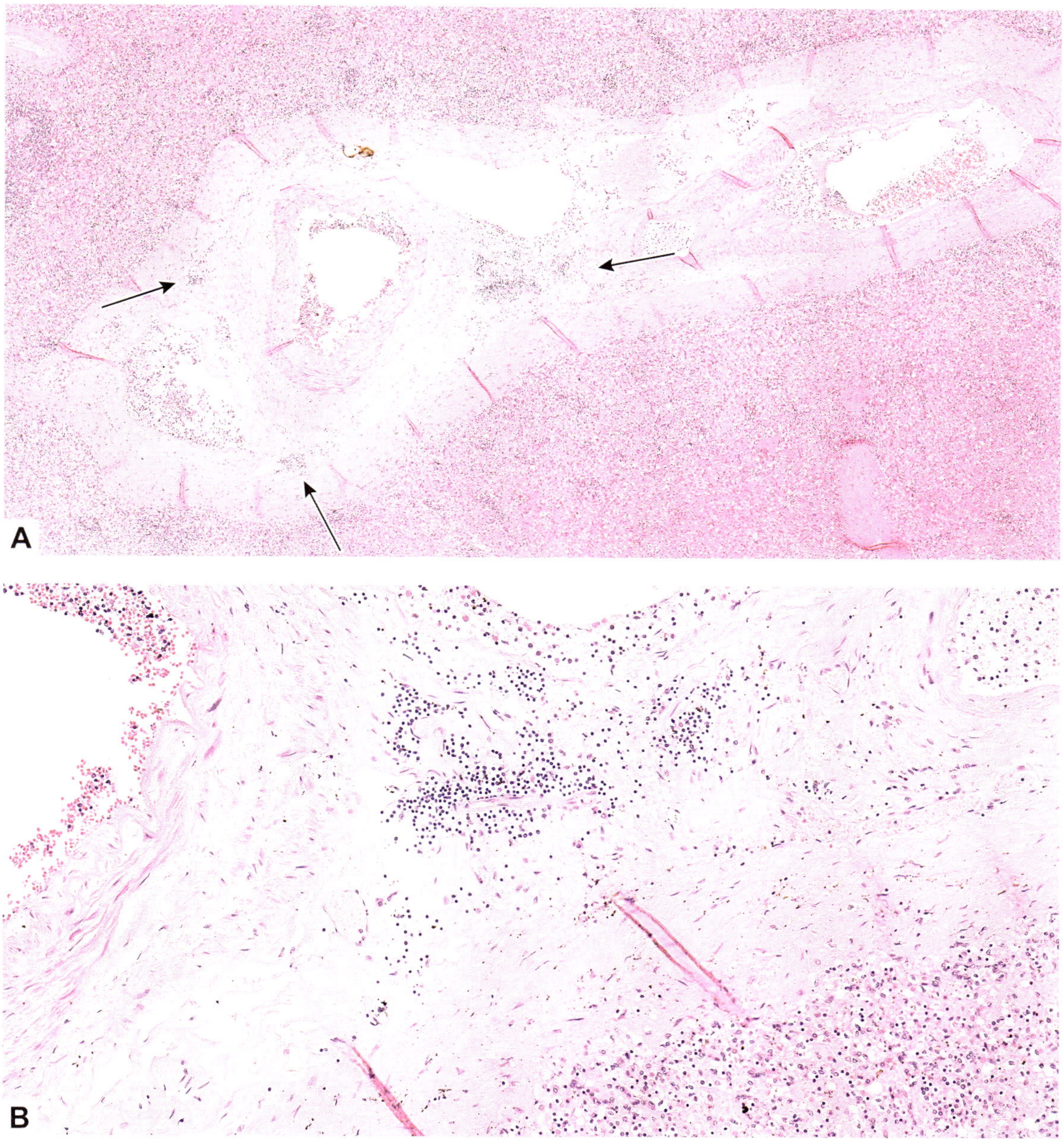

Abb. 2a3 Milz – Gefäßveränderungen: Fall 2 (71J m, Kasuistik S. 73)
A: Größerkalibriges arterielles Gefäß mit aufgelockerter Wandstruktur und herdförmiger Infiltration durch Lymphozyten (Pfeile). HE 40x.
B: Stellenweise relativ dichte lymphozytäre Infiltration der inneren Gefäßwandschichten. HE 130x.

b) Ablagerungen

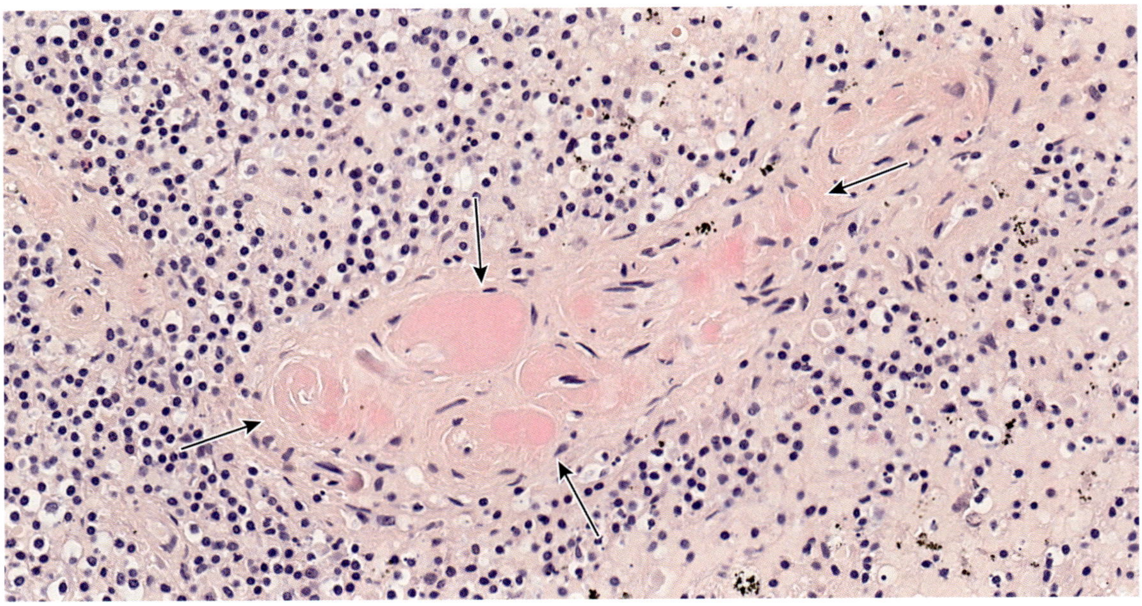

Abb. 2b Milz – Ablagerungen: Fall 17 (83J w, Kasuistik S. 82)
Zum Teil zirkuläre, homogen eosinophile Ablagerungen in der Wandung kapillärer Gefäße (Pfeile) mit vollständigem Gefäßverschluss im Sinne amyloidartiger Ablagerungen. HE 300x.

3. Leber

a) Entzündliche Veränderungen

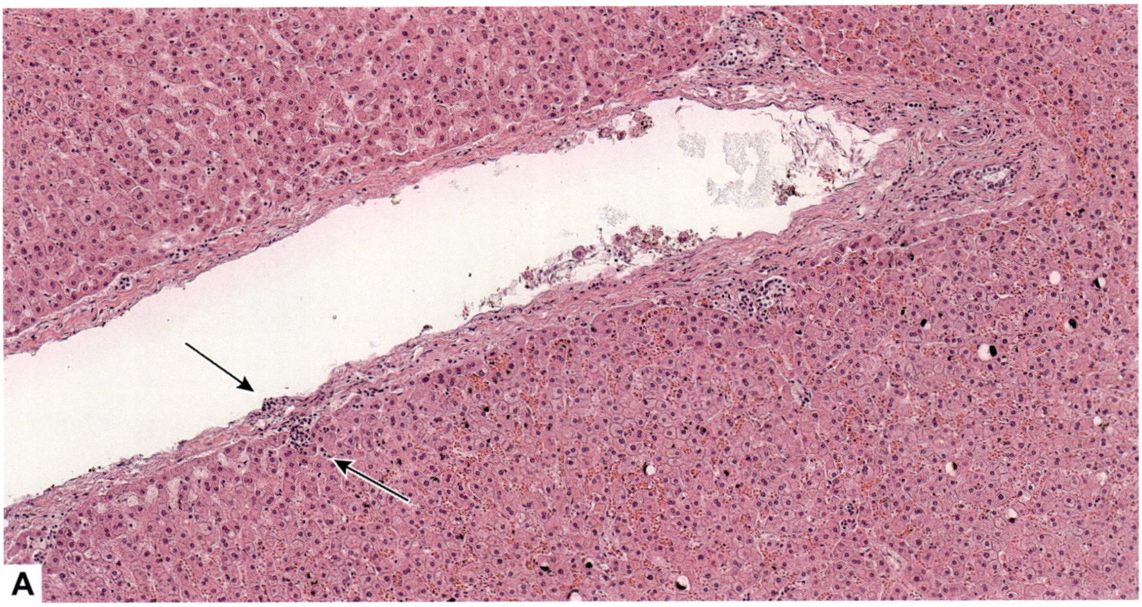

Abb. 3a Leber – Entzündliche Veränderungen: Fall 30 (39J m, Kasuistik S. 91)
A: Dilatierte Vene im Portafeld mit fokalem entzündlichem Infiltrat (Pfeile). HE 100x.

Fortsetzung auf der nächsten Seite.

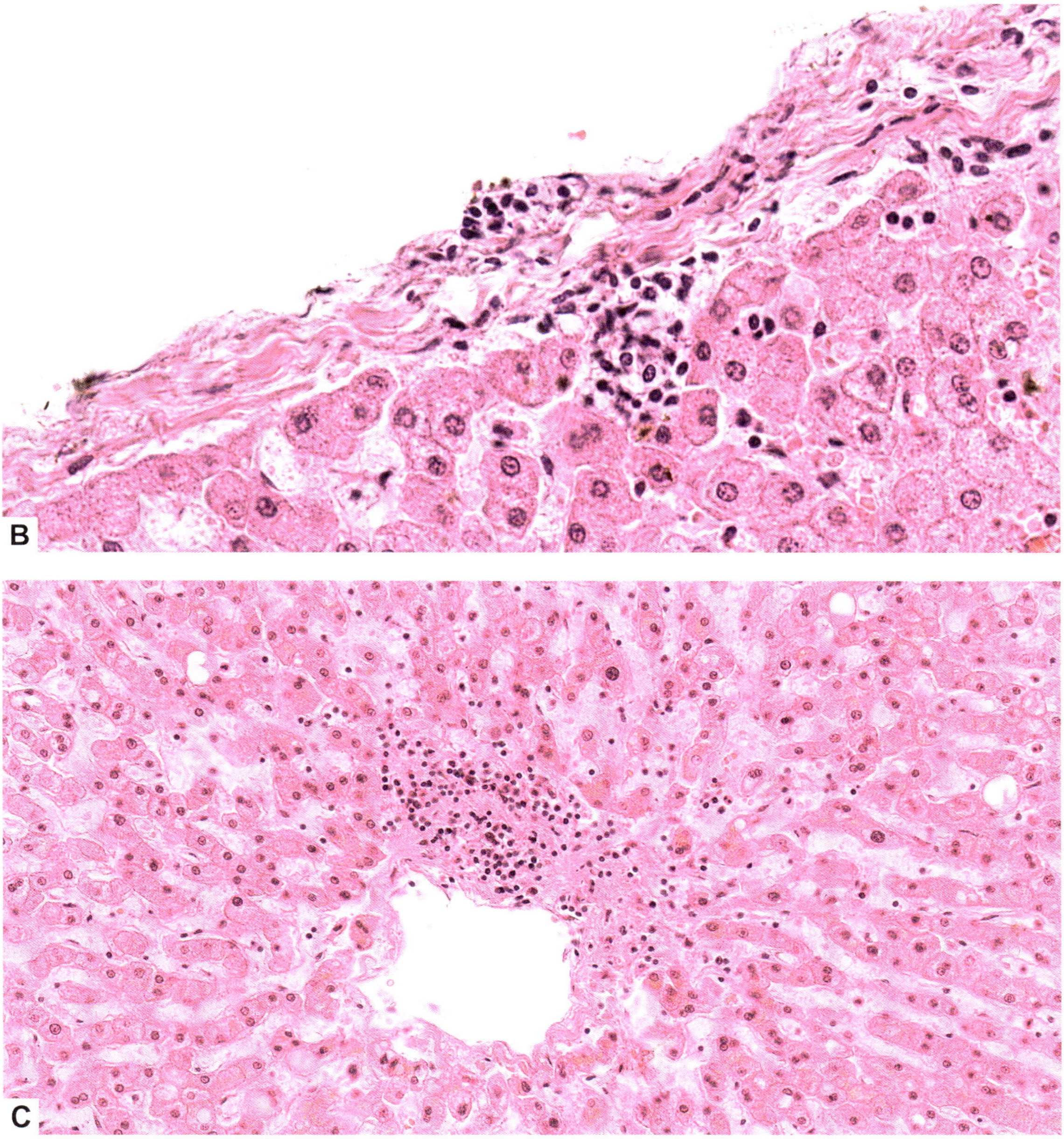

Abb. 3a Leber – Entzündliche Veränderungen: Fortsetzung Fall 30 (39J m, Kasuistik S. 91)
B: Portalvene mit minimalem entzündlichem Infiltrat mit beginnender Grenzflächenhepatitis. HE 500x.
C: Zentralvene mit entzündlichem Infiltrat, welches auf das Leberläppchen übergreift. HE 200x.

b) Ablagerungen

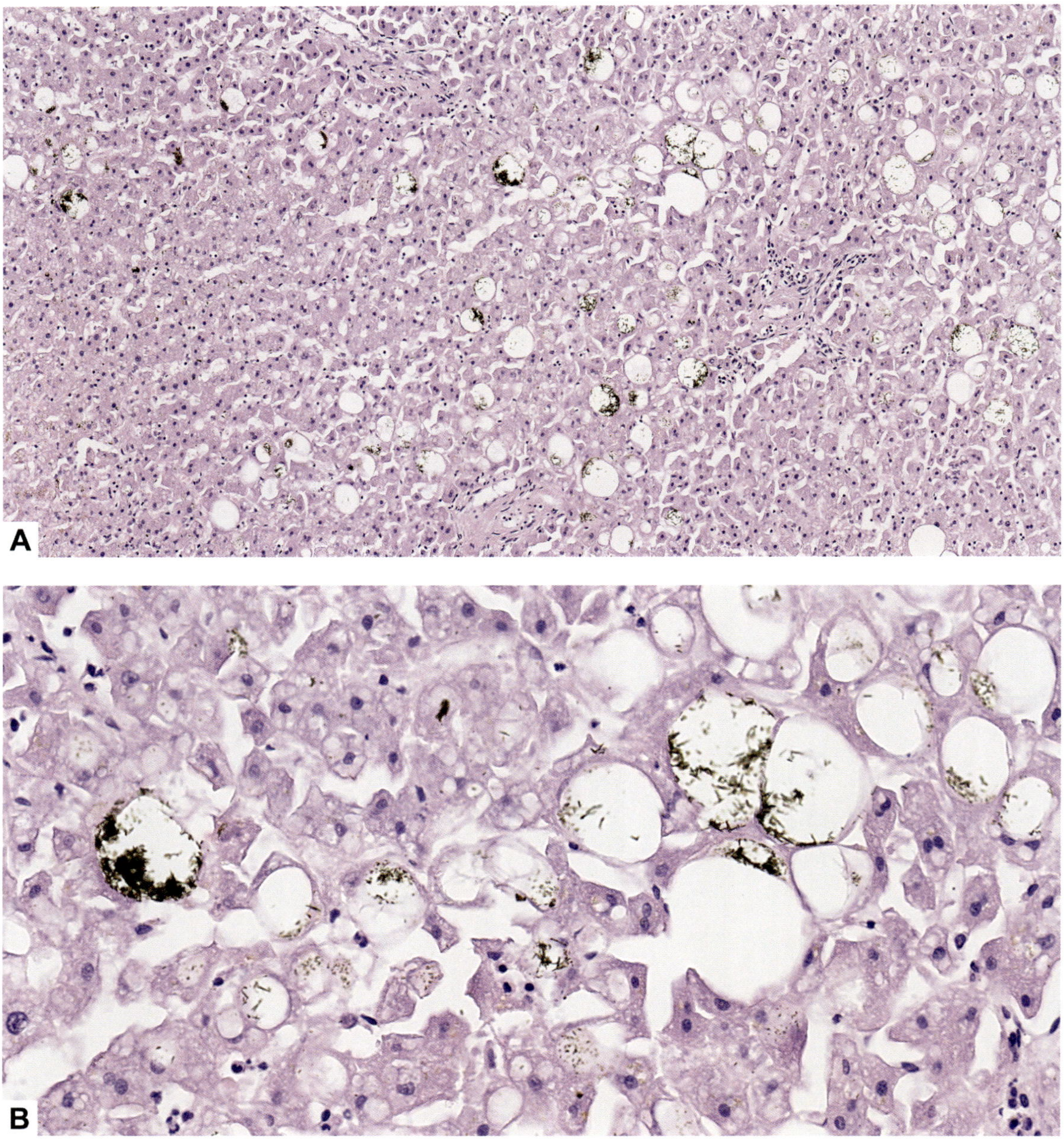

Abb. 3b1 Leber – Ablagerungen: Fall 18 (29J m, Kasuistik S. 83)
A: Mäßige Leberzellverfettung mit in den Fettvakuolen anzutreffender Ansammlung von schwarz erscheinendem kristallinen Material unklarer Herkunft. HE 100x.
B: Grob- und feintropfige Leberzellverfettung mit vorrangig in den großen Fettvakuolen häufig nachweisbarem, nadelförmigem bzw. kristallinem Material unklarer Herkunft. HE 300x.

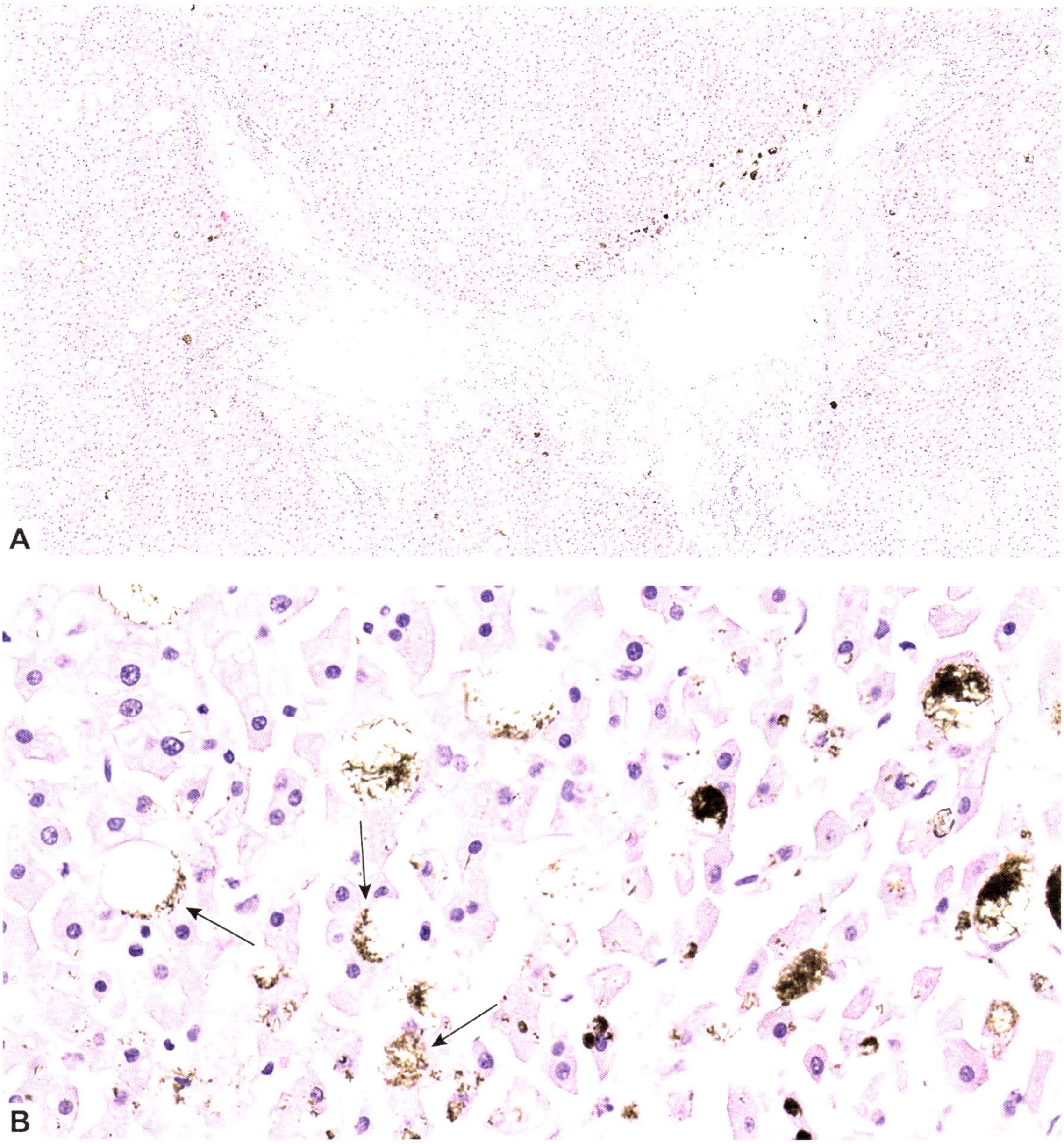

Abb. 3b2 Leber – Ablagerungen: Fall 13 (63J m, Kasuistik S. 81)
A: Leberzellverfettung mit periportal akzentuiert braunschwarz erscheinendem kristallinen Material unklarer Herkunft. HE 50x.
B: Grob- und feintropfige Leberzellverfettung mit in den Fettvakuolen braunschwarzem kristallinen Material unklarer Herkunft, oft nadelförmig konfiguriert, teilweise aber auch in kürzeren Fragmenten vorliegend (Pfeile). HE 400x.

4. Gehirn

a) Entzündliche Veränderungen

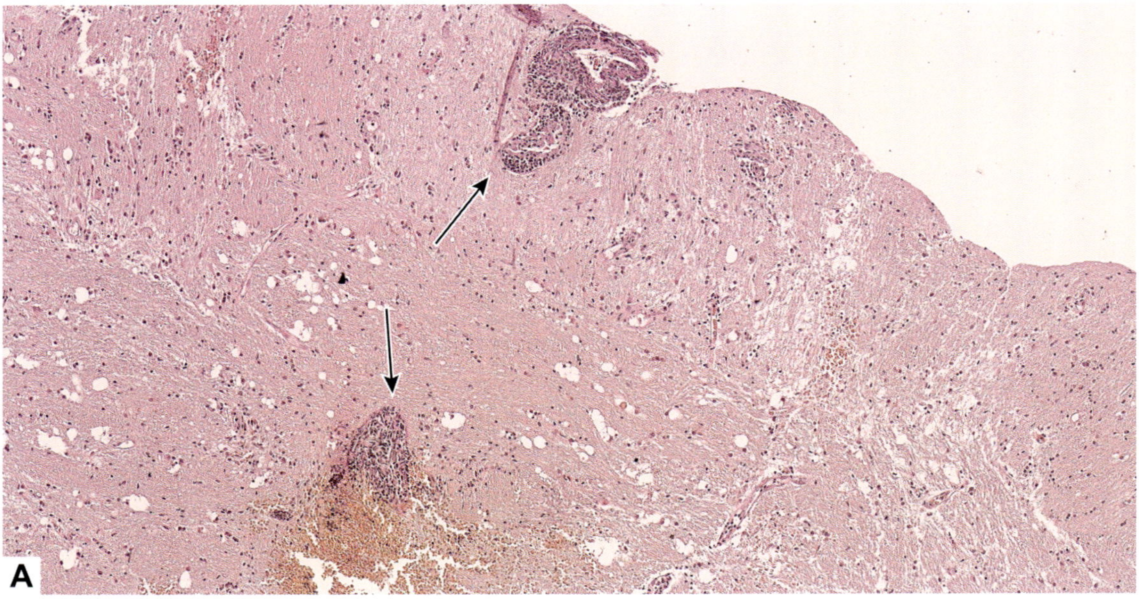

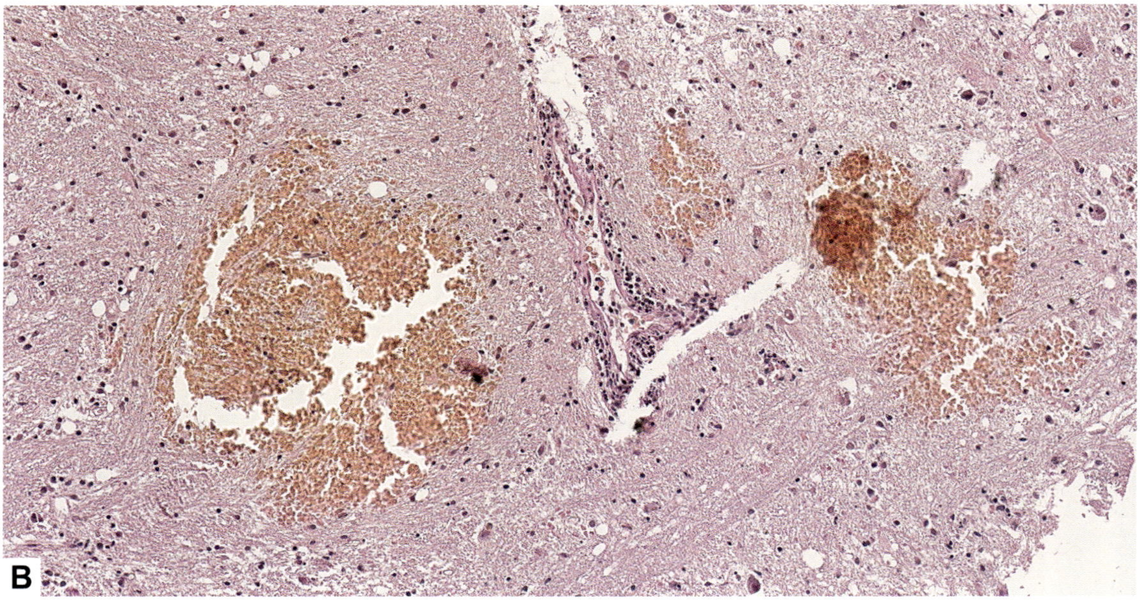

Abb. 4a Gehirn – Entzündliche Veränderungen, Blutungen, Infarkt: Fall 120B (63J w, Kasuistik S. 130)
A: Deutliche entzündliche Komponente mit dichten Lymphozyteninfiltraten im Bereich der Gefäße (Pfeile), fleckförmig frische Blutung, frischer Hirninfarkt mit ödematöser Auflockerung der Hirnsubstanz und beginnender mikroglialer und makrophagozytärer Reaktion. Entnahmebedingte Artefakte in der Biopsie, vor allem im Bereich der Gefäße. HE 100x.
B: Gefäß mit lymphozytärer Infiltration, fleckförmigen, frischen intrazerebralen Blutungen und frischem Infarkt mit Ödem und hier leicht erhöhter intrazerebraler Zellzahl. HE 150x.

b) Blutungen

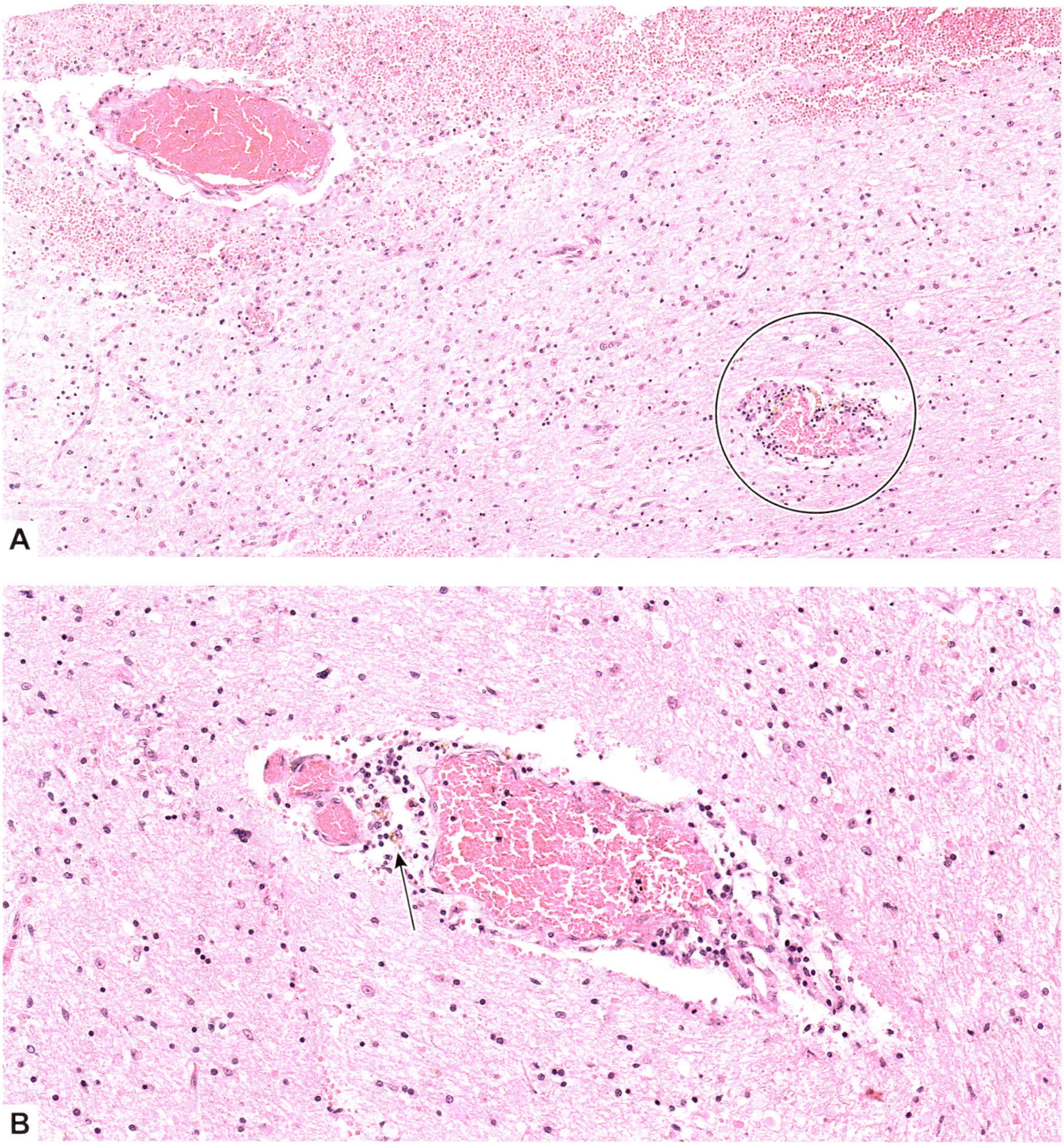

Abb. 4b Gehirn – Blutungen, entzündliche Veränderungen, Infarkt: Fall 60 (72 J w, Kasuistik S. 101)
A: Teilweise dilatierte blutgefüllte Gefäße, eines mit umgebendem lymphozytären Infiltat (Kreis); fleckförmige, frische Blutungen sowie relativ frischer Hirninfarkt mit mikroglialer und histiozytärer Reaktion. HE 100x.
B: Ein weiteres dilatiertes Gefäß mit umgebendem lymphozytären Infiltrat und einzelnen Hämosiderophagen (Pfeil) als Zeichen älterer Blutungen. HE 150x.

c) Infarkt

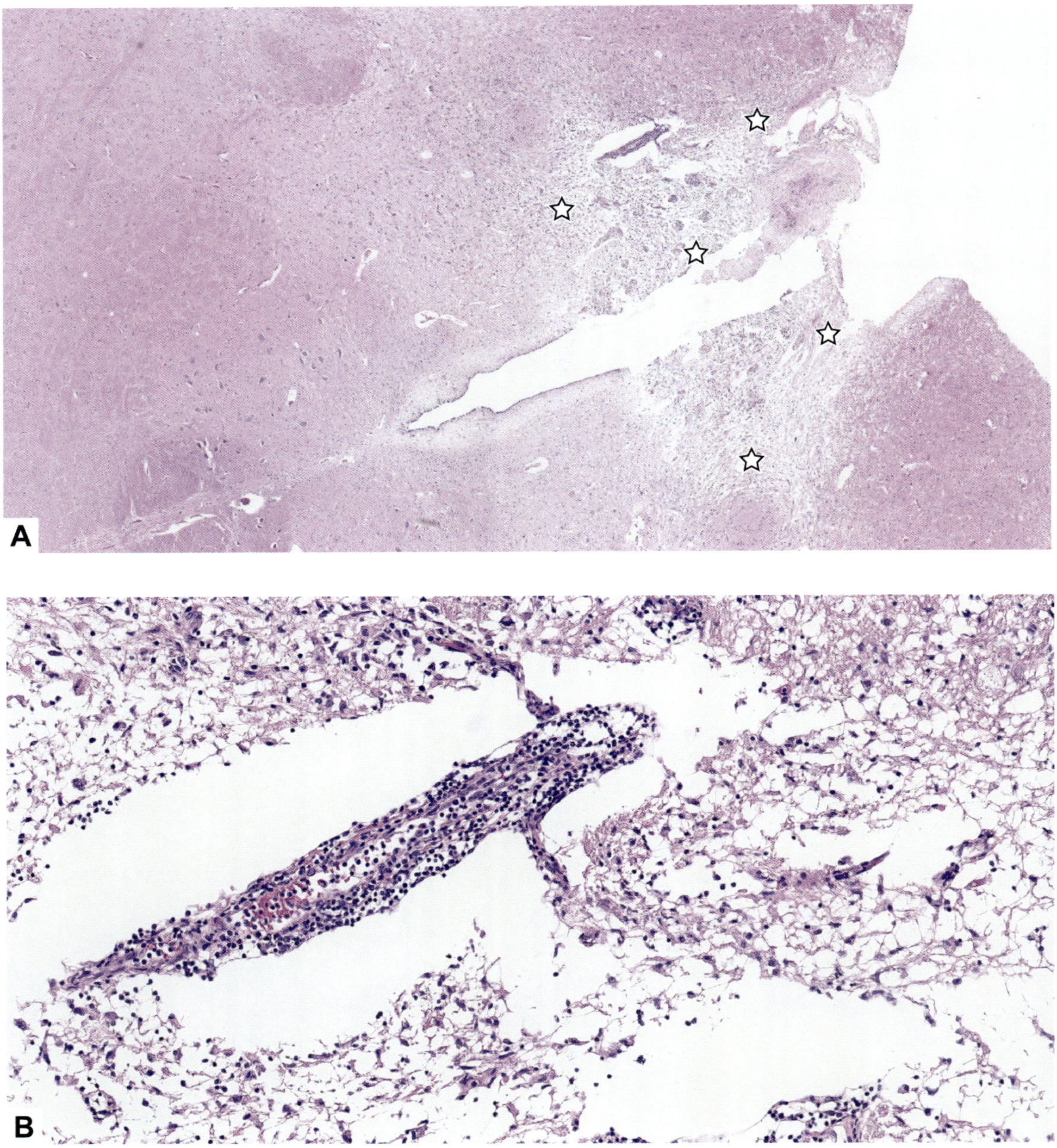

Abb. 4c Gehirn – Infarkt, entzündliche Veränderungen: Fall extern (61J m, Kasuistik S. 126)
A: Vaskulitis mit umgebendem Hirninfarkt (Sterne) in der Medulla oblongata. HE 20x.
B: Ödematös verbreiterte Gefäßwand mit dichtem lymphozytären Infiltrat, welches teilweise auf das Hirngewebe übergreift. Umgebendes Gewebe mit ausgeprägtem Ödem. HE 150x.

5. Lunge

a) Entzündliche Veränderungen

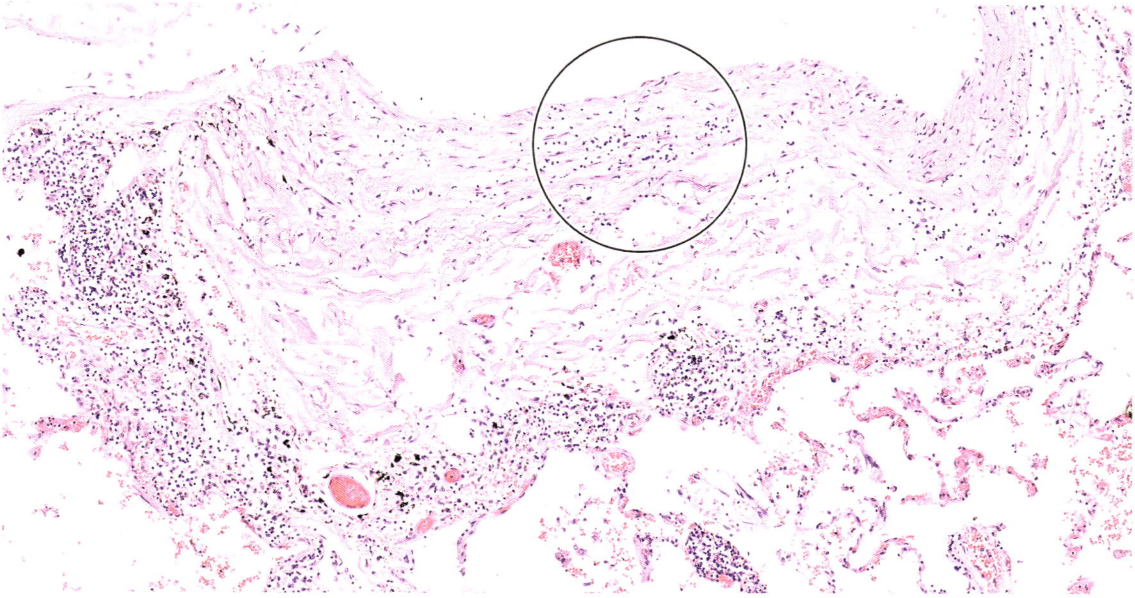

Abb. 5a1 Lunge – Entzündliche Veränderungen: Fall 13 (63J m, Kasuistik S. 81) Größerkalibriges Blutgefäß mit ausgeprägtem perivaskulärem lymphozytären Infiltrat und lockerer lymphozytärer Infiltration der Gefäßwand (Kreis). Fleckförmig schwarzes Pigment, passend zu Rußpigment. HE 100x.

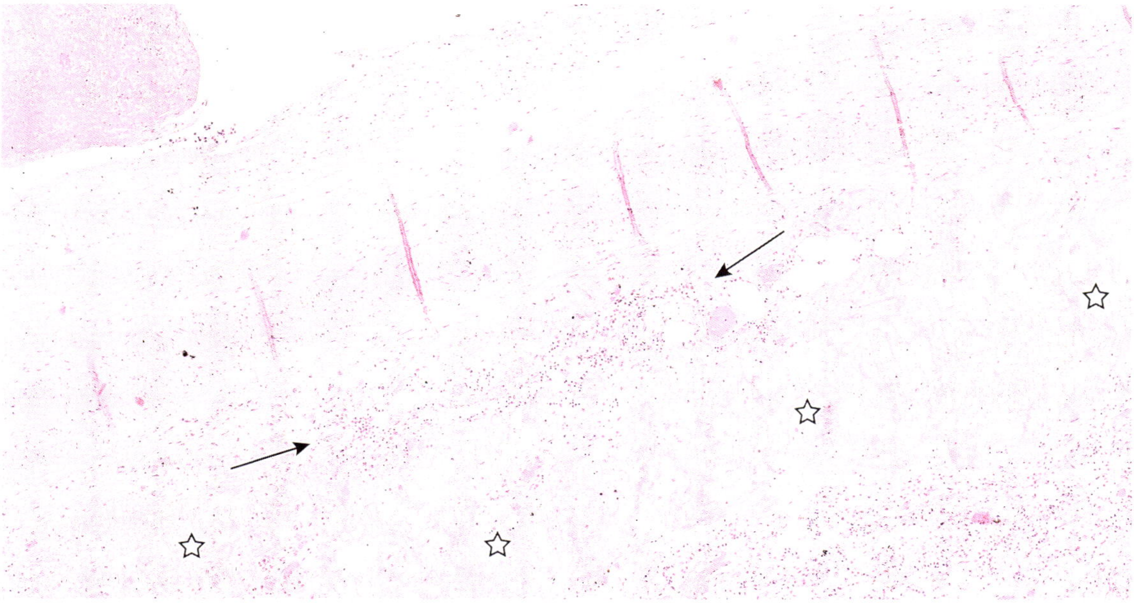

Abb. 5a2 Lunge – Entzündliche Veränderungen; Thrombus: Fall 21 (85J m, Kasuistik S. 87) Pulmonalarterie mit frischem Thrombus im Gefäßlumen (links oben im Bild). Mediadegeneration mit strukturellen Störungen der Schichtung, lockeres, perivaskuläres lymphozytäres Infiltrat (Pfeile), auffälliges perivaskuläres Ödem (Sterne). HE 50x.

b) Thromben

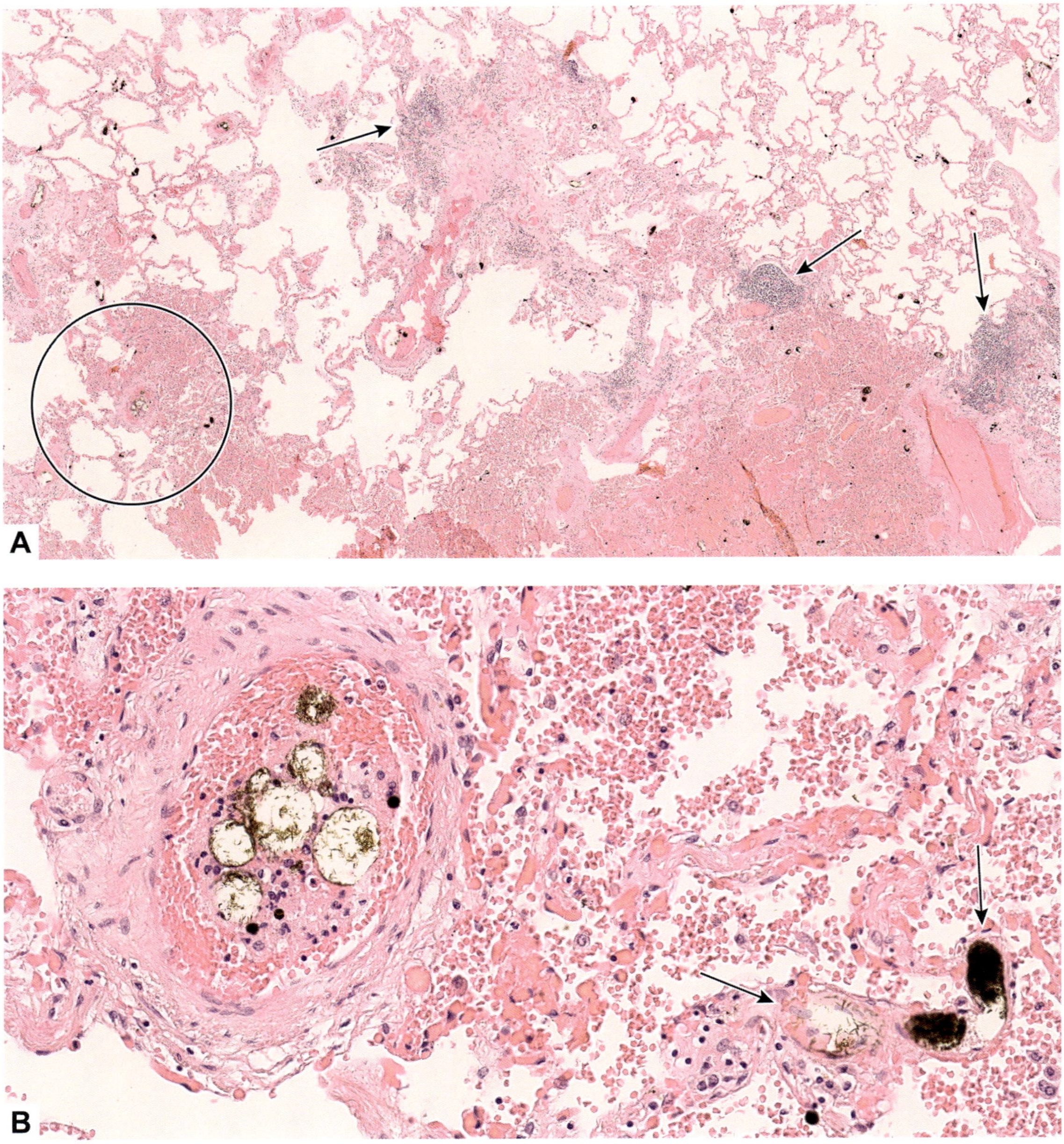

Abb. 5b Lunge – Thromben, hämorrhagischer Infarkt, entzündliche Veränderungen, Ablagerungen: Fall 47 (51J m, Kasuistik S. 96)

A: In zahlreichen kapillären Gefäßen und fokal auch in einem mittelkalibrigen Blutgefäß (Kreis) schwarz erscheinende, kristalline Ablagerungen unklarer Herkunft, Bild des hämorrhagischen Infarkts, fleckförmig angeordnetes, interstitielles lymphozytäres Infiltrat (Pfeile). HE 20x.

B: In einer mittelkalibrigen Lungenarterie tropfenartig angeordnetes, kristallines Material unklarer Herkunft, bestehend aus stäbchenförmigen bräunlichen Gebilden, passend zu einer Fremdkörperembolie. Auch kapilläre Gefäße mit gleichartigem Material im Lumen (Pfeile). HE 200x.

c) Ablagerungen

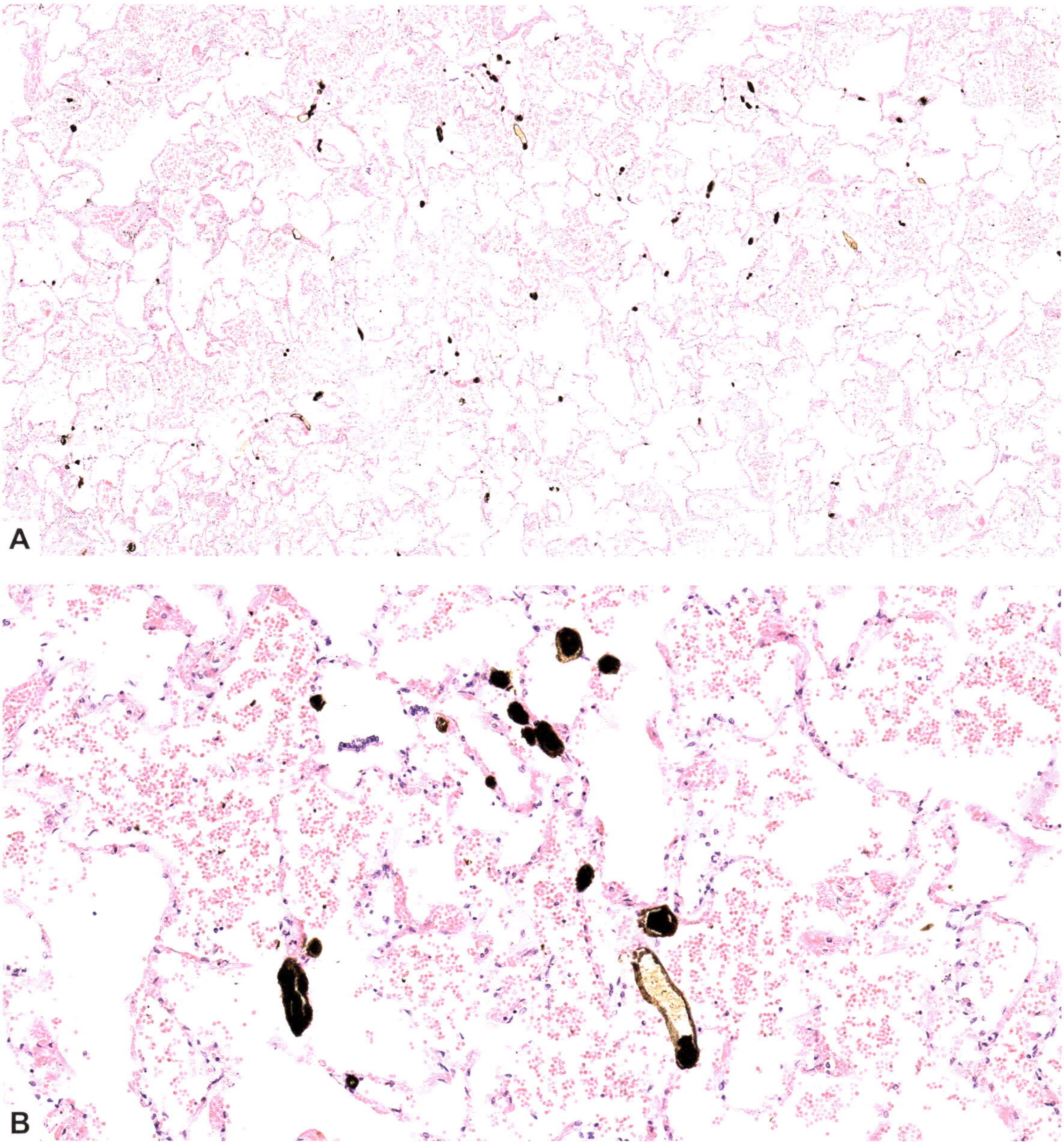

Abb. 5c1 Lunge – Ablagerungen: Fall 13 (63J m, Kasuistik S. 81)
A: In zahlreichen kapillären Gefäßen schwarz erscheinende, kristalline Ablagerungen unklarer Herkunft. Zeichen eines akuten Blutstaus. HE 20x.
B: Neben einer Hyperämie fällt das schwarze, vorrangig in kapillären Gefäßen lokalisierte, kristalline Material auf, welches die Lumina zum Teil vollständig ausfüllt. HE 150x.

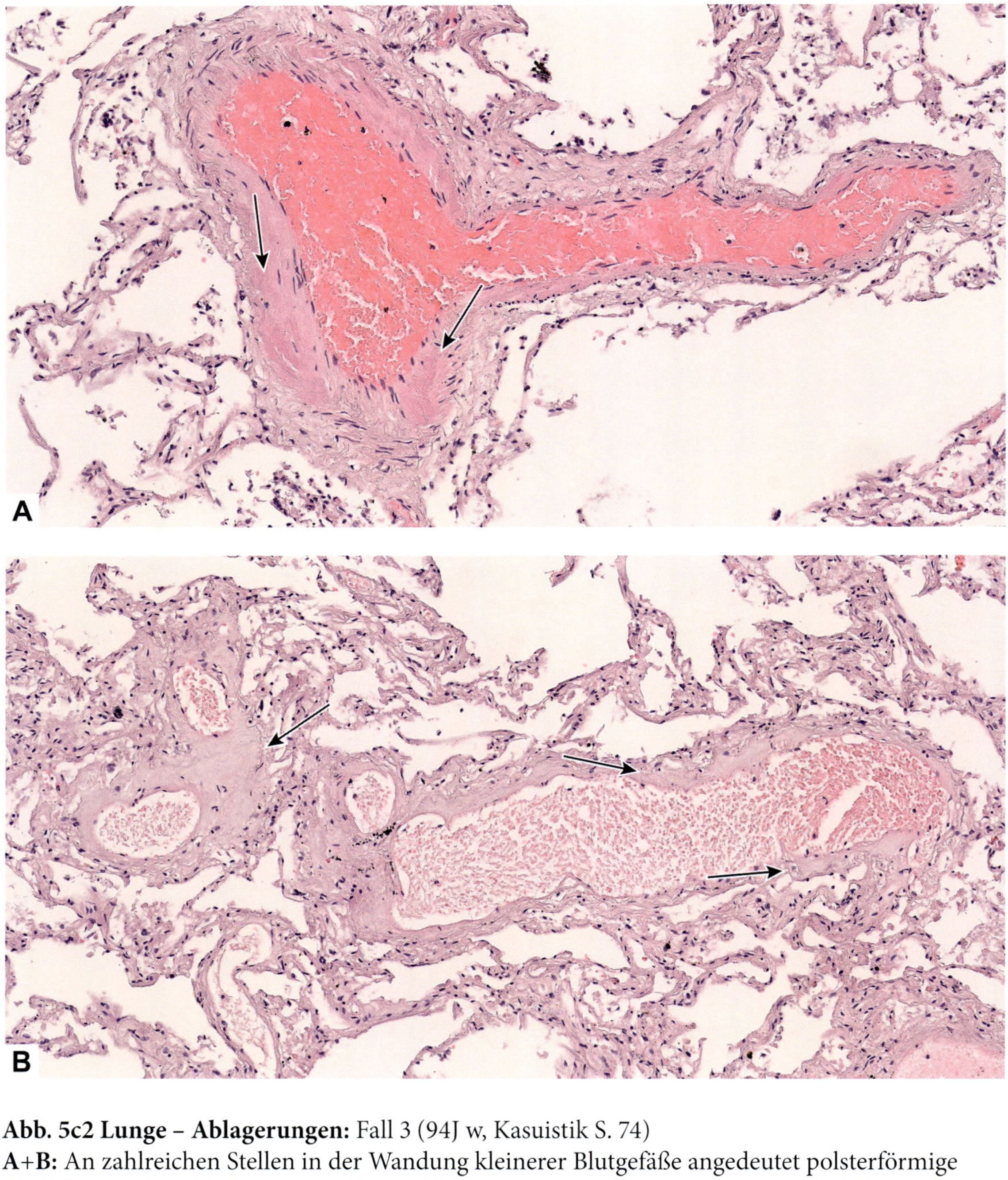

Abb. 5c2 Lunge – Ablagerungen: Fall 3 (94J w, Kasuistik S. 74)
A+B: An zahlreichen Stellen in der Wandung kleinerer Blutgefäße angedeutet polsterförmige Verdickung oder zirkuläre angeordnete Ablagerung von homogenem, zum Teil kräftiger eosinophil gefärbtem Material (Pfeile). HE 100x.

6. Schilddrüse

a) Entzündliche Veränderungen

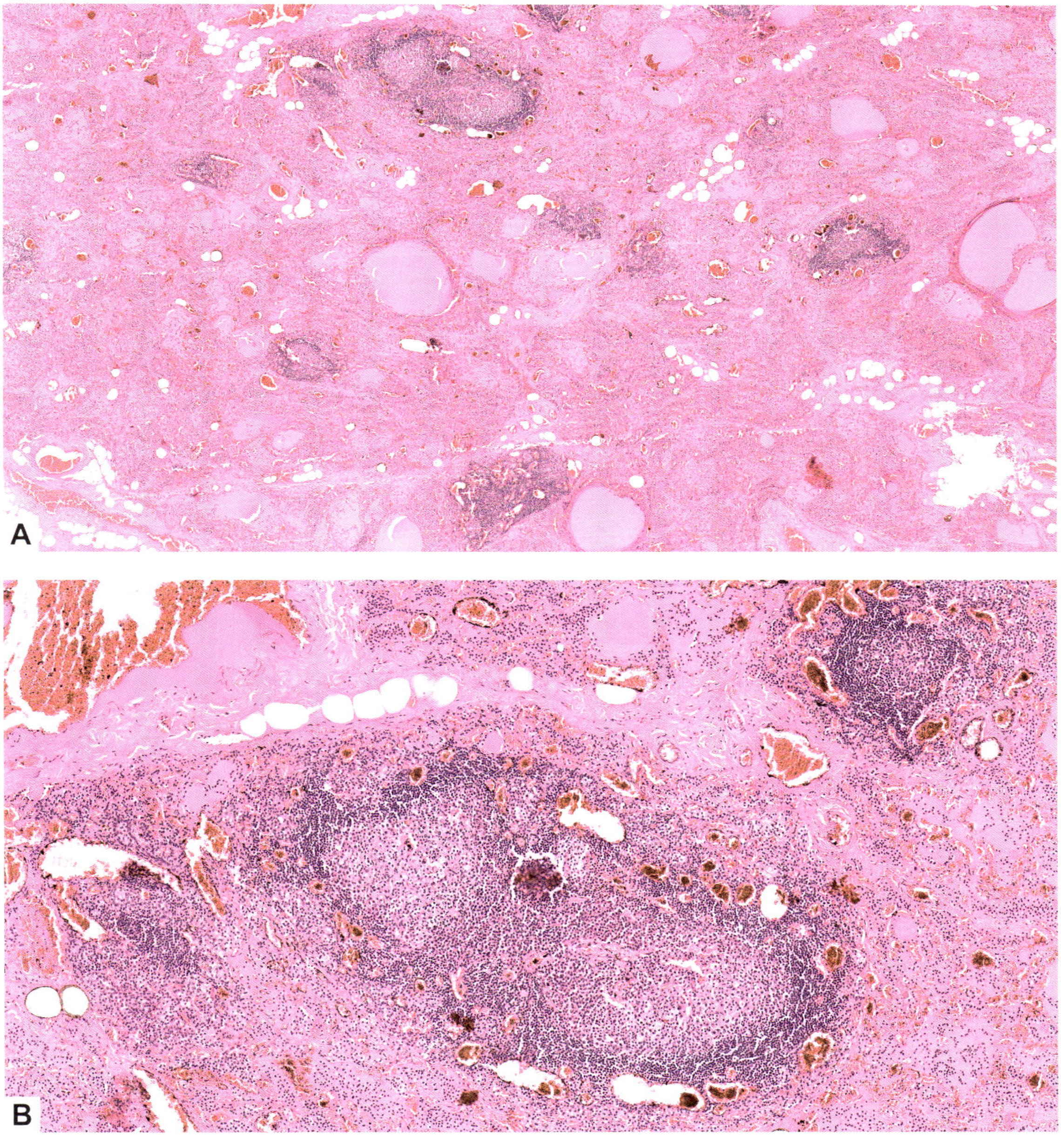

Abb. 6a Schilddrüse – Entzündliche Veränderungen: Fall 30 (39J m, Kasuistik S. 91)
A: Hashimoto-Thyreoiditis. Massive noduläre lymphozytäre Infiltrate. HE 20x.
B: Große lymphozytäre Infiltrate mit Keimzentrenbildung. HE 70x.

7. Nebenniere

a) Ablagerungen

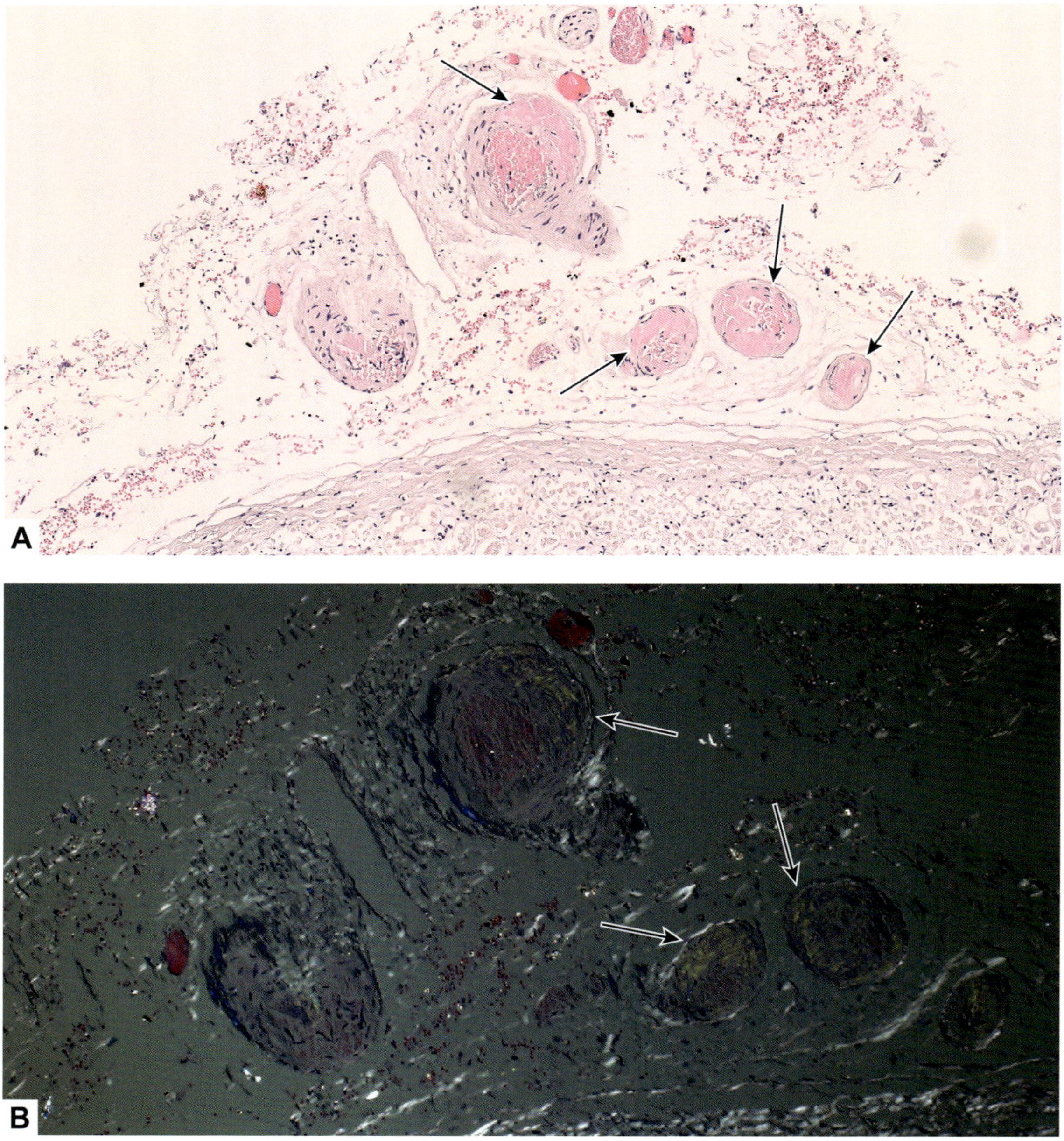

Abb. 7a1 Nebenniere – Ablagerungen: Fall 3 (94J w, Kasuistik S. 74)
A: Kleine Blutgefäße im periadrenalen Fettgewebe mit stellenweise deutlicher Verbreiterung der Wand und homogenen, kräftig eosinophil gefärbten Ablagerungen (Pfeile). HE 100x.
B: Schon in der Routinefärbung in polarisiertem Licht leicht grünlich doppeltbrechend (Pfeile). HE 150x.

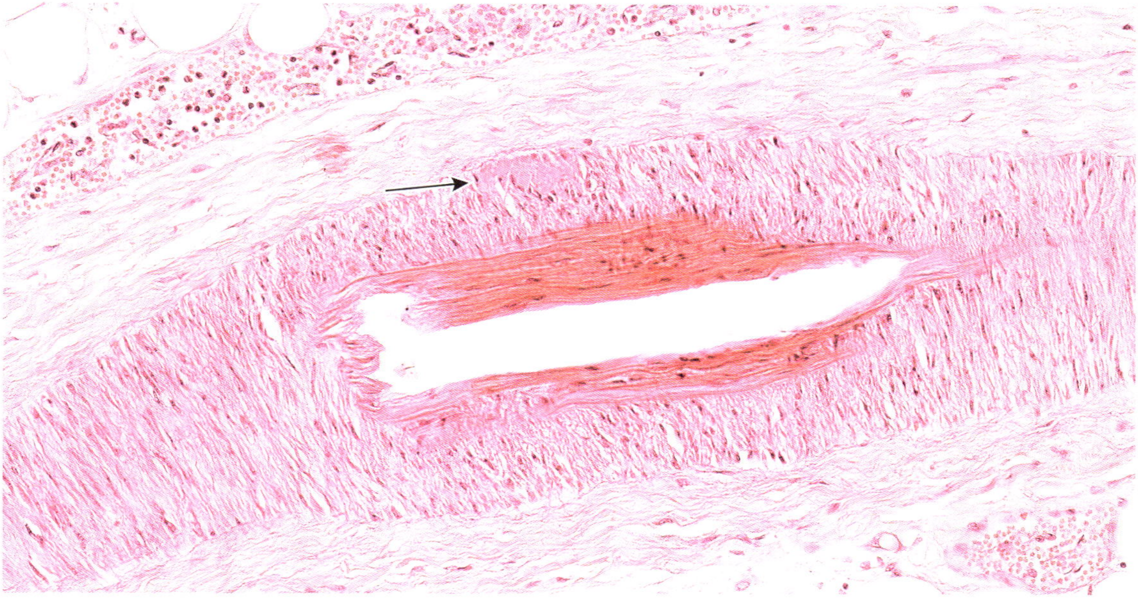

Abb. 7a2 Nebenniere – Ablagerungen: Fall 9 (89J w, Kasuistik S. 78)
Größeres arterielles Gefäß im periadrenalen Fettgewebe mit fokal sehr dezenter Ablagerung von homogenem, stärker eosinophilem Material (Pfeil), passend zu Amyloid. HE 180x.

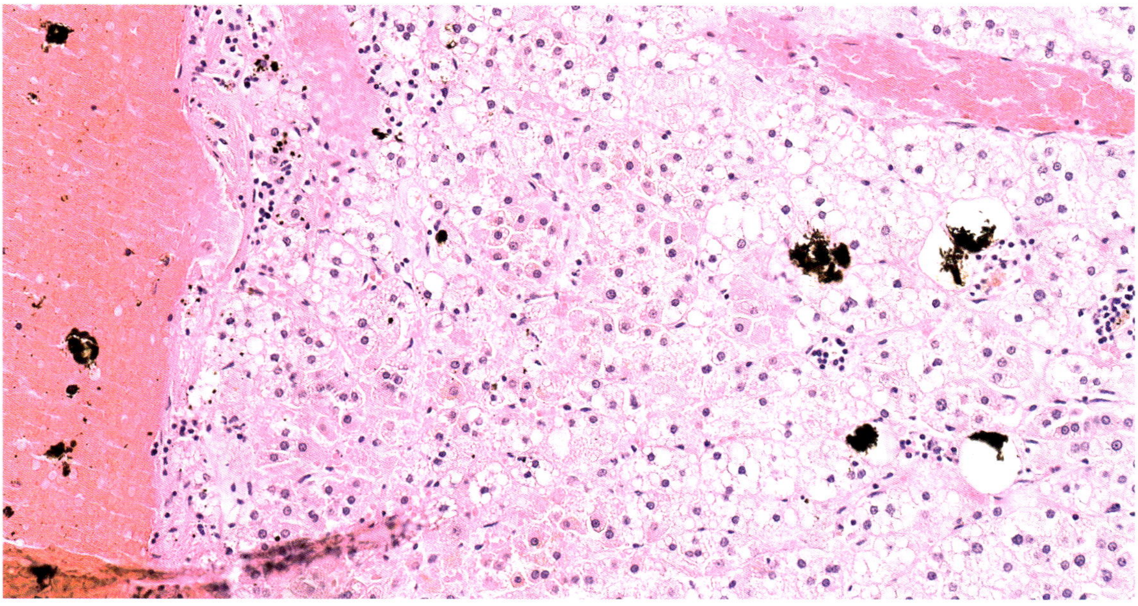

Abb. 7a3 Nebenniere – Ablagerungen: Fall 17 (83J w, Kasuistik S. 82)
Sowohl im Parenchym als auch in einem Gefäß schwarz erscheinende, kristalline Ablagerungen unklarer Herkunft. HE 200x.

8. Niere

a) Gefäßveränderungen

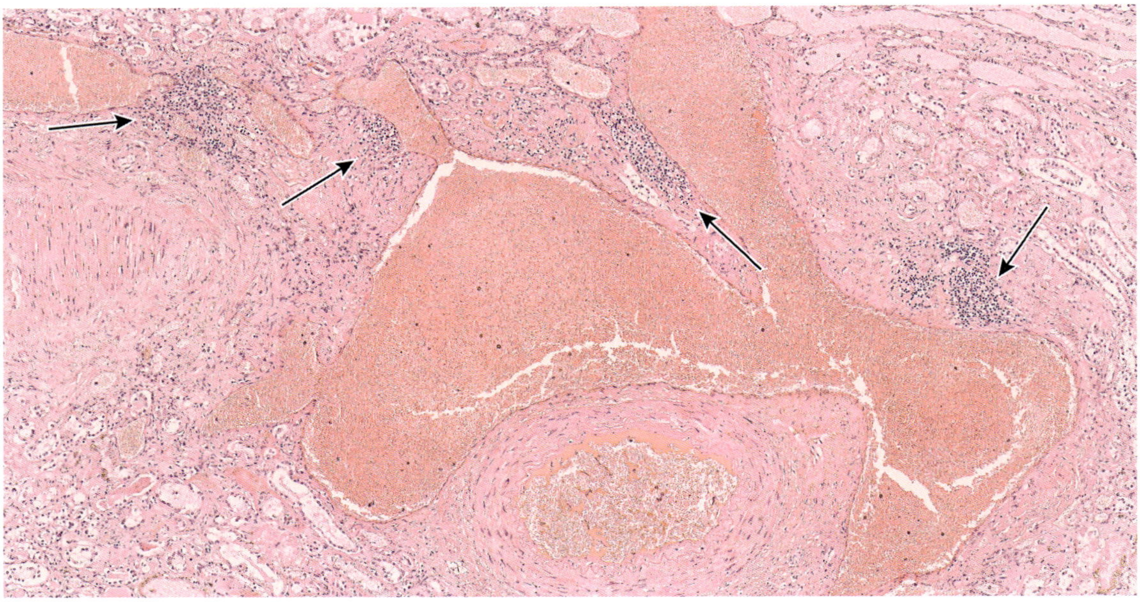

Abb. 8a1 Niere – Gefäßveränderungen: Fall 34 (79J m, Kasuistik S. 93)
An mehreren Stellen dichtere lymphozytäre entzündliche Infiltrate in direkter Nachbarschaft dilatierter venöser Gefäße (Pfeile). HE 60x.

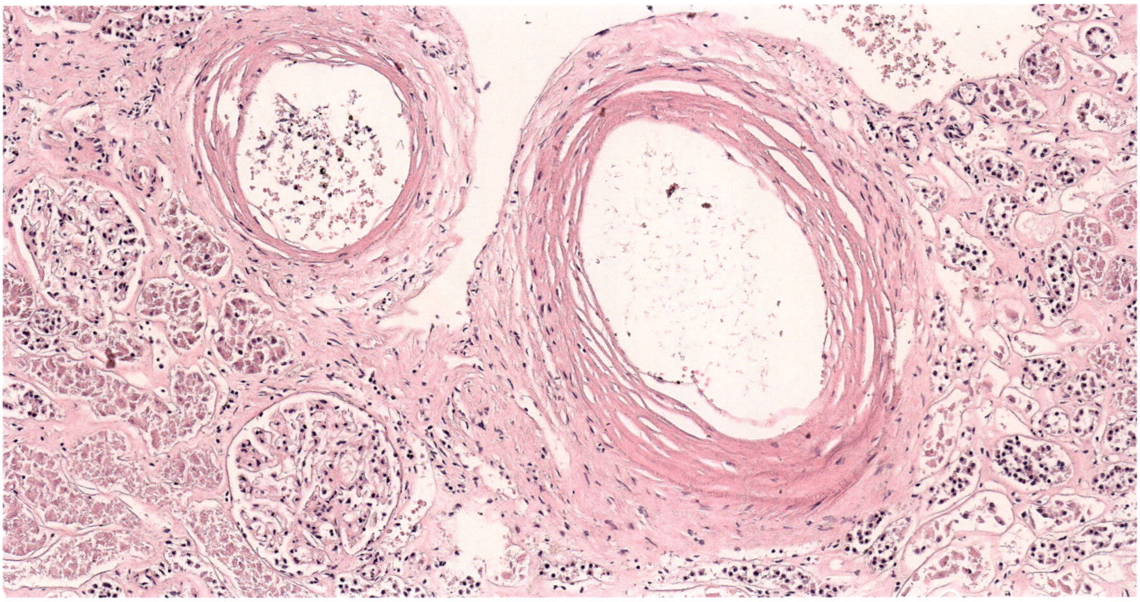

Abb. 8a2 Niere – Gefäßveränderungen: Fall 20 (59J w, Kasuistik S. 85)
Zwei kleinere arterielle Gefäße mit ödematös aufgelockerten Wandschichten und dem Bild des sog. Zwiebelschalenmusters. HE 100x.

b) Ablagerungen

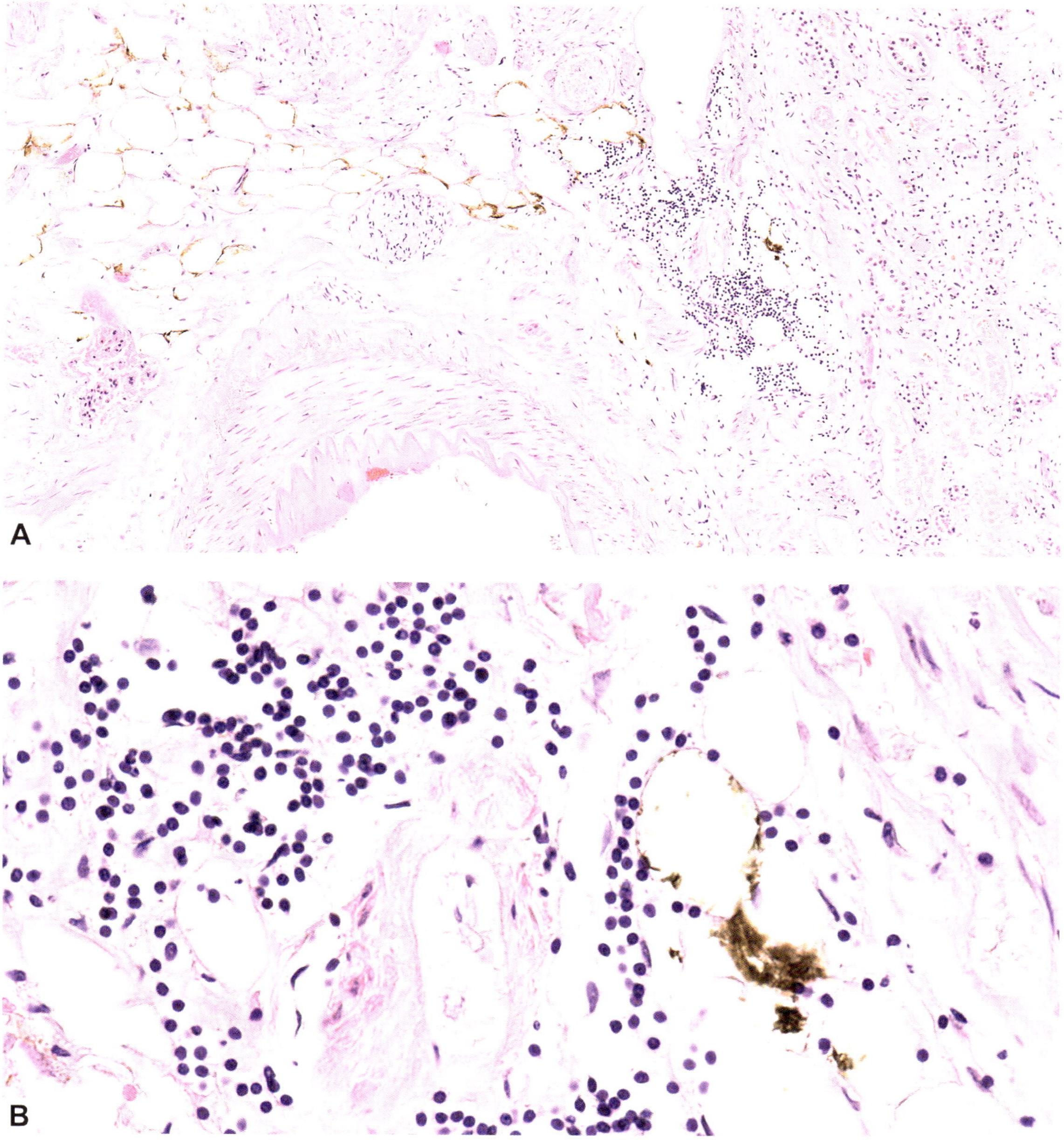

Abb. 8b Niere – Ablagerungen: Fall 1 (82J w, Kasuistik S. 71)
A: Im Fettgewebe des Nierenbeckens in zahlreichen Adipozyten bräunliche, kristalline Ablagerungen unklarer Herkunft. Daneben ein fleckförmiges, entzündliches lymphozytäres Infiltrat. HE 100x.
B: Stäbchen- bzw. nadelförmig konfiguriertes braun-schwarz erscheinendes Material. HE 500x.

9. Harnblase

a) Entzündliche Veränderungen

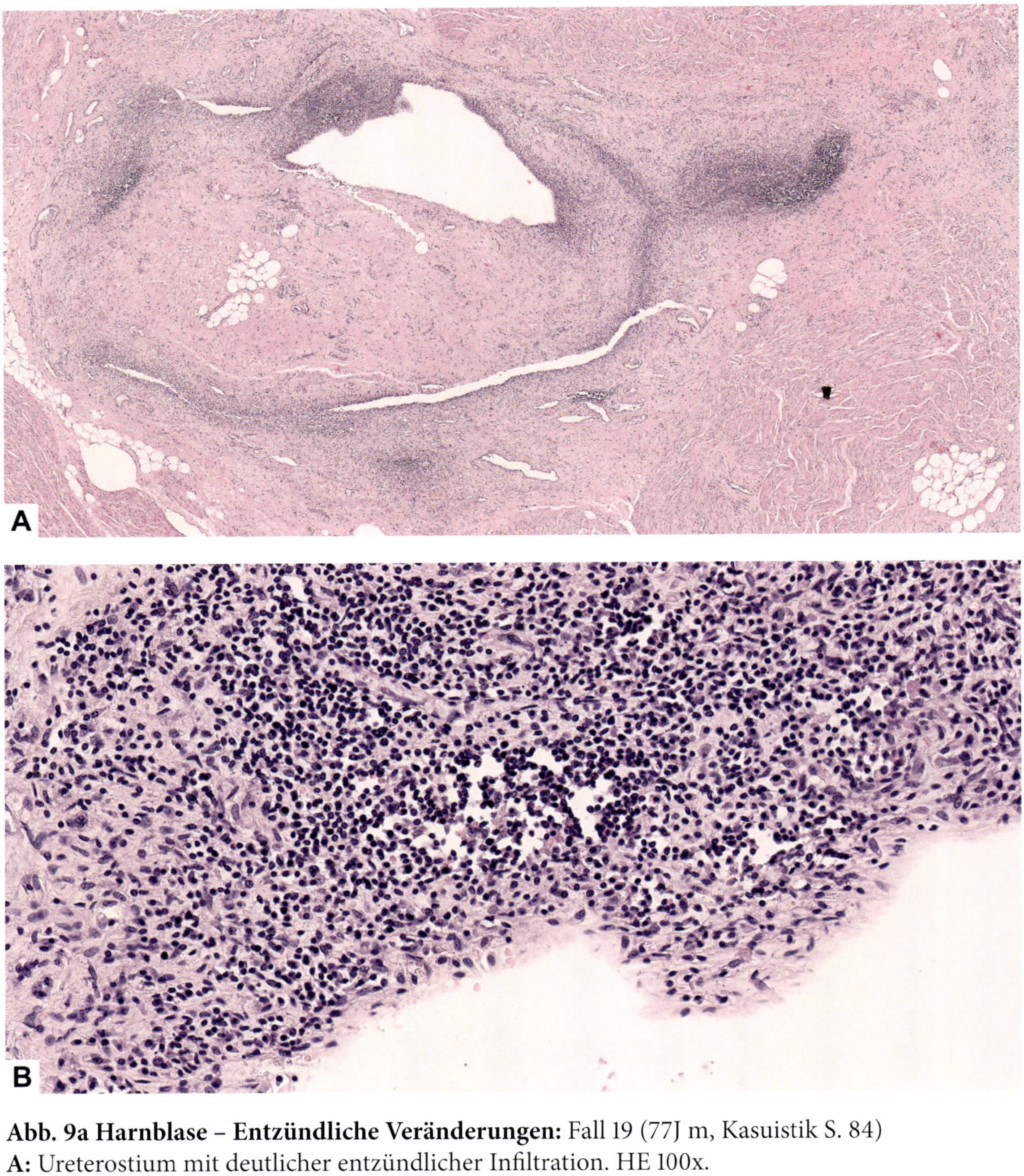

Abb. 9a Harnblase – Entzündliche Veränderungen: Fall 19 (77J m, Kasuistik S. 84)
A: Ureterostium mit deutlicher entzündlicher Infiltration. HE 100x.
B: Massive entzündliche lympho-plasmazelluläre Infiltration im Bereich der Schleimhaut des Ureters. HE 200x.

10. Hoden

a) Entzündliche Veränderungen

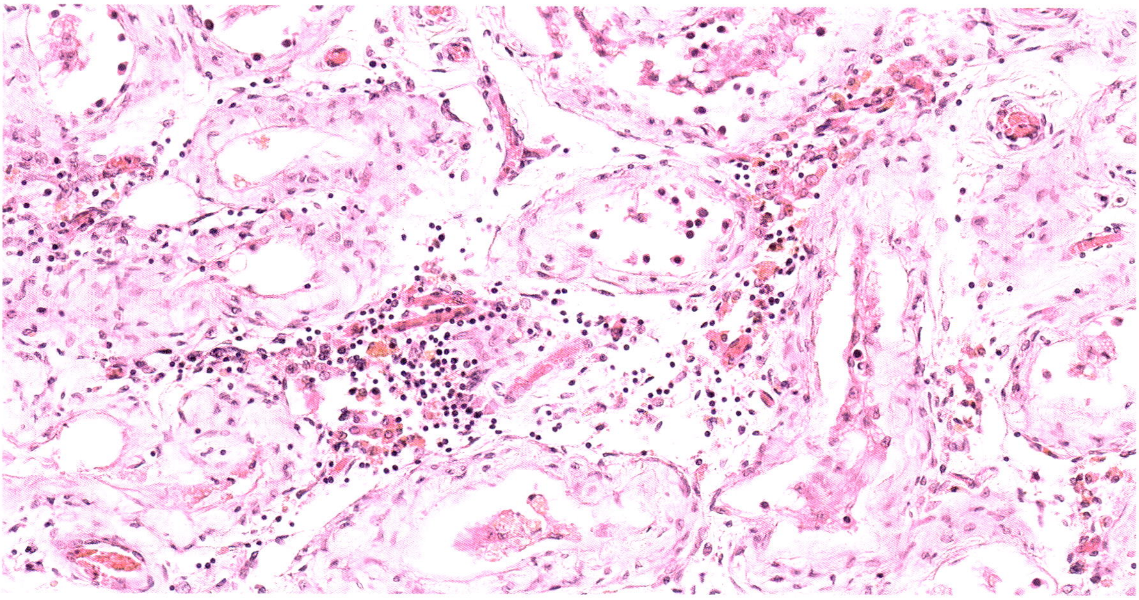

Abb. 10a Hoden – Entzündliche Veränderungen: Fall 56 (85J m, Kasuistik S. 98)
Perivaskulär akzentuierte Entzündungszellen, die vorrangig aus Lymphozyten bestehen. HE 200x.

b) Störung Spermatogenese

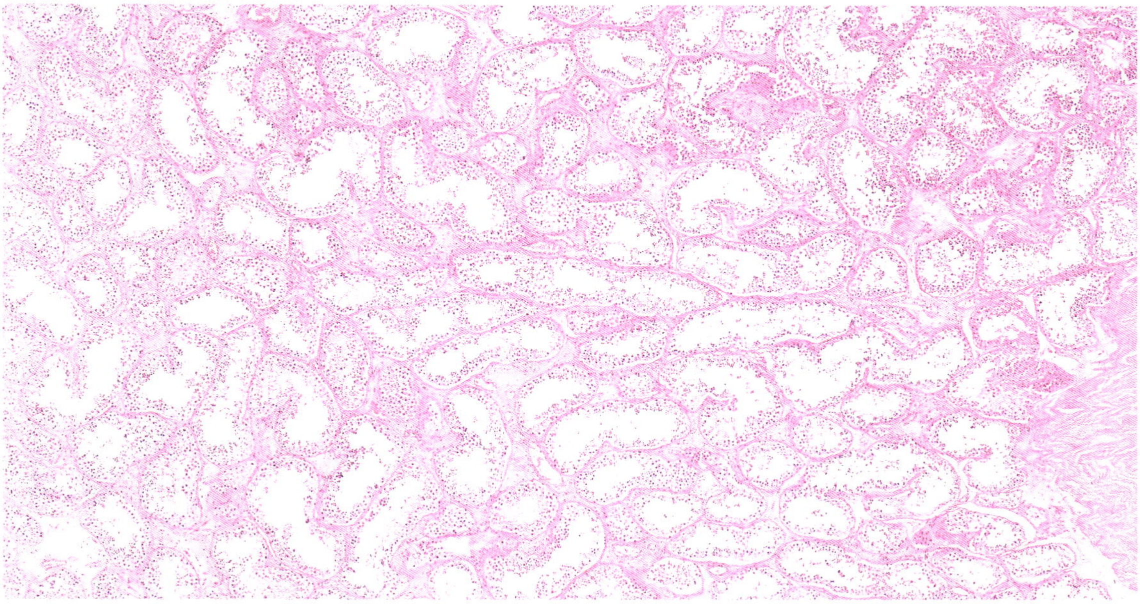

Abb. 10b Hoden – Störungen der Spermatogenese: Fall 18 (29J m, Kasuistik S. 83)
Deutliche Reduktion der Spermatogenese. HE 120x.

Fortsetzung auf der nächsten Seite.

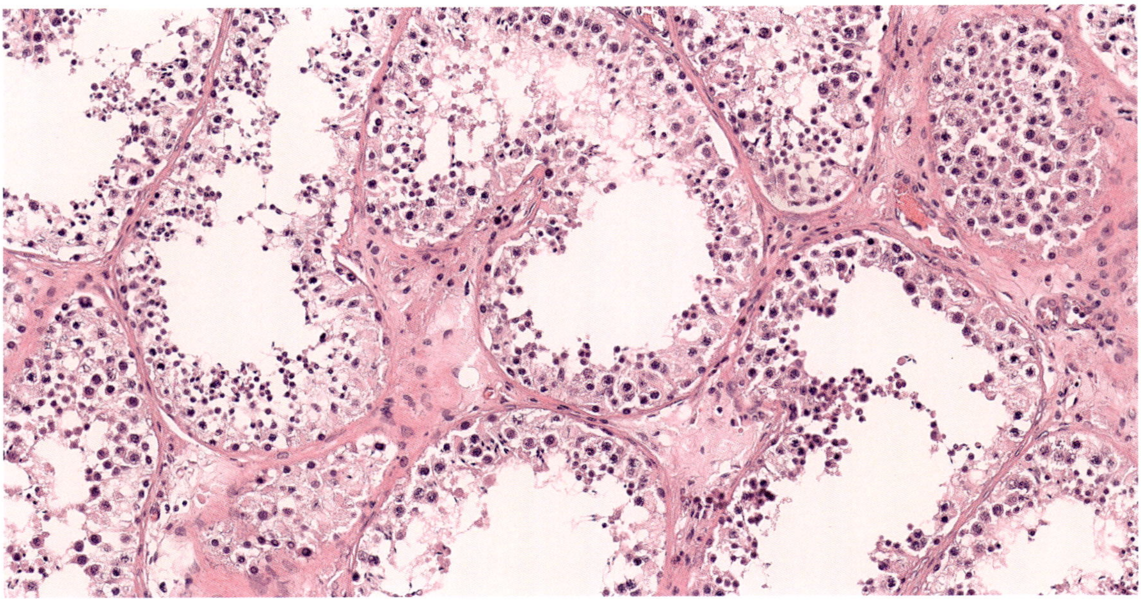

Abb. 10b Hoden – Störungen der Spermatogenese: Fortsetzung Fall 18 (29J m, Kasuistik S. 83) In den Kanalikuli vorrangig sichtbare Spermatogonien und nur sehr sparsam vorhandene Spermatozyten sowie nur ganz vereinzelt Spermien. HE 160x.

11. Prostata

a) Entzündliche Veränderungen

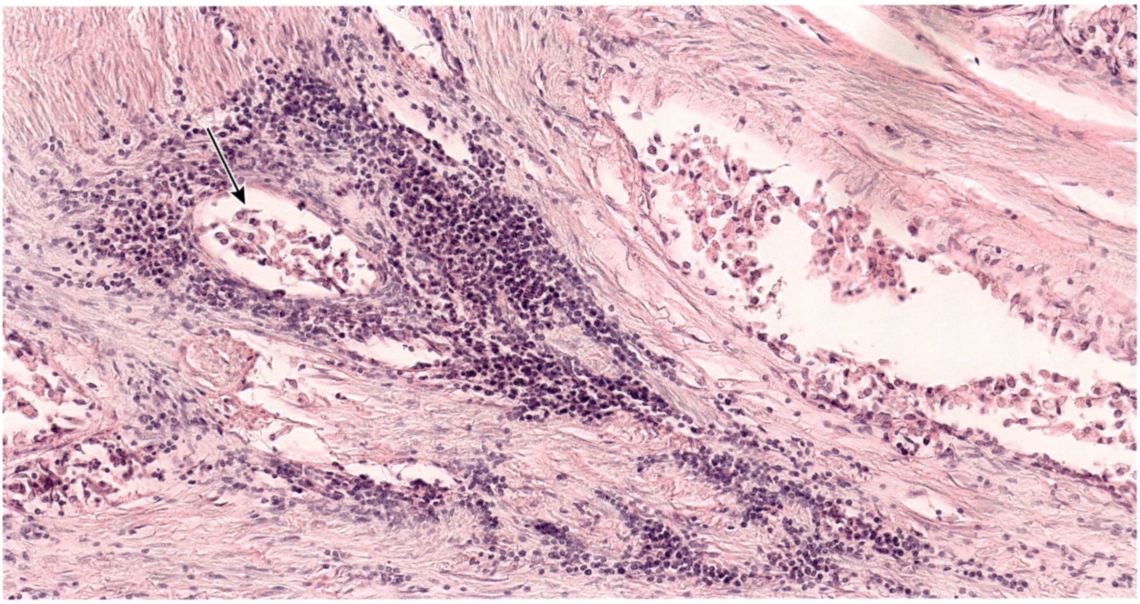

Abb. 11a Prostata – Entzündliche Veränderungen: Fall 10 (61J m, Kasuistik S. 79) Massive perivaskuläre Infiltration sowie abgeschilferte, im Gefäßlumen liegende Endothelzellen (Pfeil) im Sinne einer Vaskulitis. HE 190x.

12. Pankreas

a) Ablagerungen

A

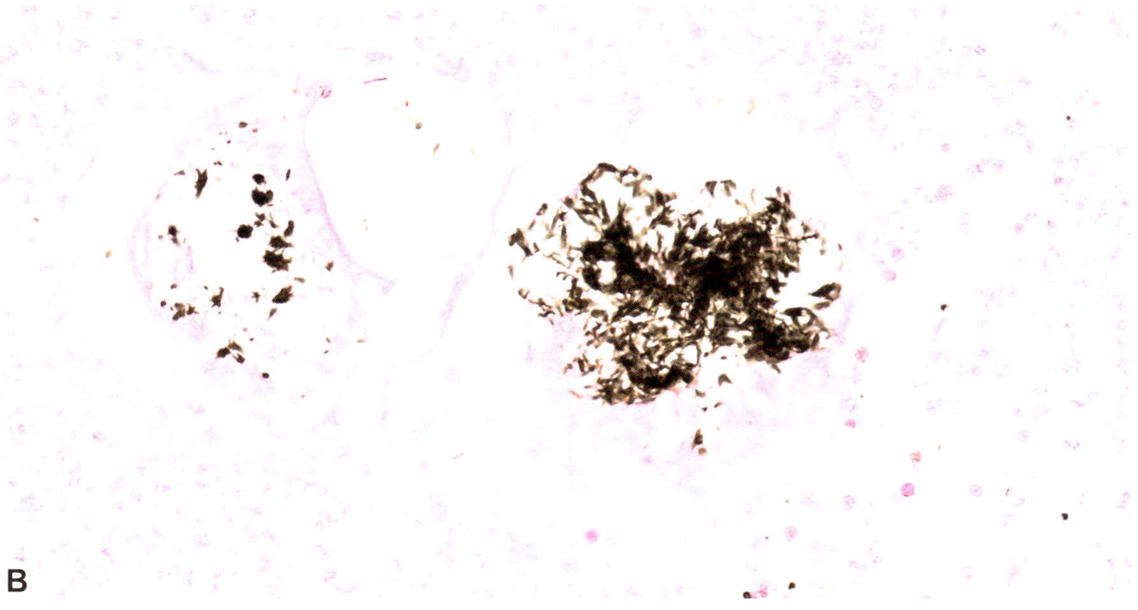

B

Abb. 12a Pankreas – Ablagerungen: Fall 13 (63J m, Kasuistik S. 81)
A: Sowohl im Pankreasparenchym als auch im peripankreatischen Fettgewebe in grobvakuolären Strukturen reichlich braun-schwarz erscheinende, kristalline Ablagerungen unklarer Herkunft, Fettgewebsnekrosen und ausgeprägte Autolyse. HE 70x.
B: Grobvakuoläre Strukturen mit reichlich braun-schwarzem, häufig stäbchenförmigen, kristallinen Material. HE 400x.

13. Periphere Nerven

a) Entzündliche Veränderungen

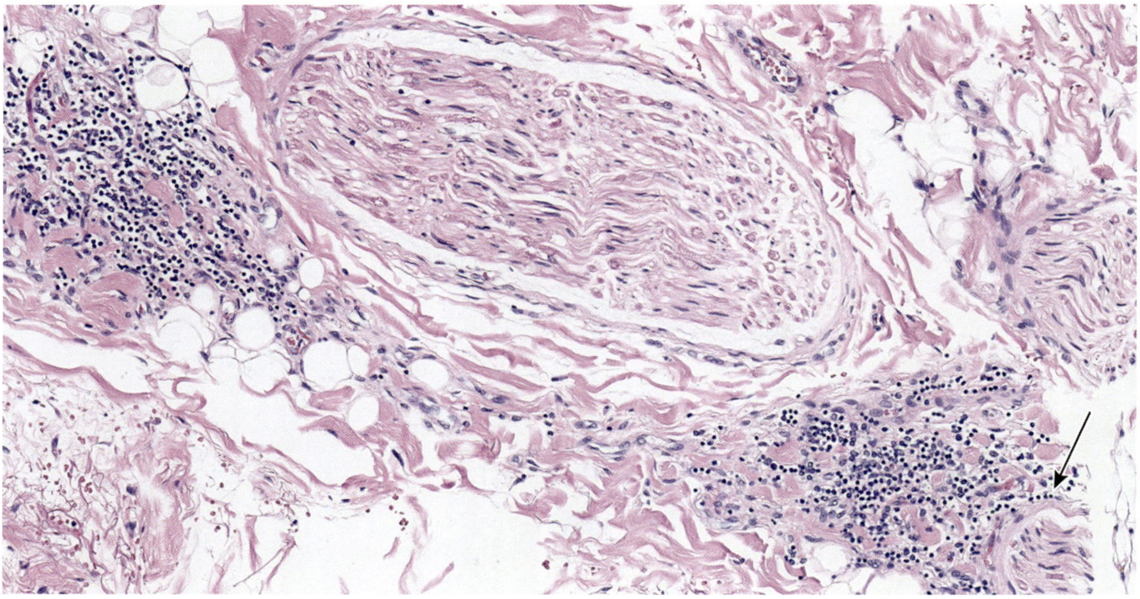

Abb. 13a Periphere Nerven – Entzündliche Veränderungen: Fall extern (61J m, Kasuistik S. 126) Nervus axillaris mit fleckförmig ausgeprägtem perineuralen lymphozytären Infiltrat, zum Teil in direktem Kontakt zum Nerv (Pfeil). HE 140x.

14. Skelettmuskel

a) Entzündliche Veränderungen

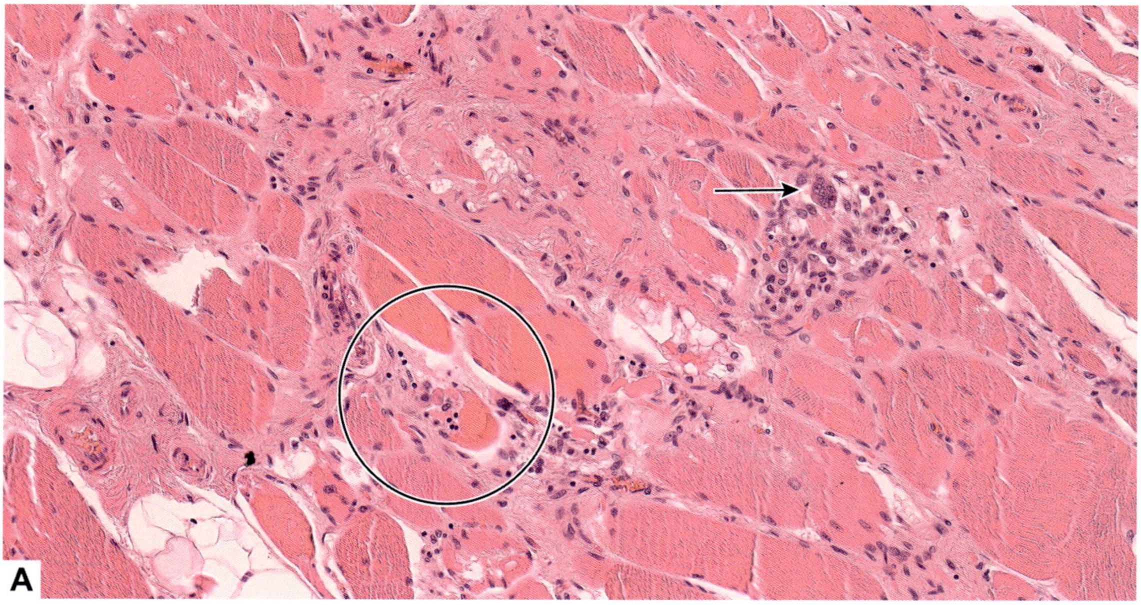

Abb. 14a Skelettmuskel – Entzündliche Veränderungen: Fall 91 (74J m, Kasuistik S. 112)
A: Unterschenkelmuskulatur mit teilweise dem Bild einer frischen Myositis mit Lymphozyteninfiltration und frischer Nekrose eines Myozyten (Kreis), teilweise dem Bild eines älteren entzündlichen Geschehens mit bindegewebsartiger Umwandlung, histiozytärer Reaktion inkl. Nachweis einer Riesenzelle (Pfeil). HE 140x.

Fortsetzung auf der nächsten Seite.

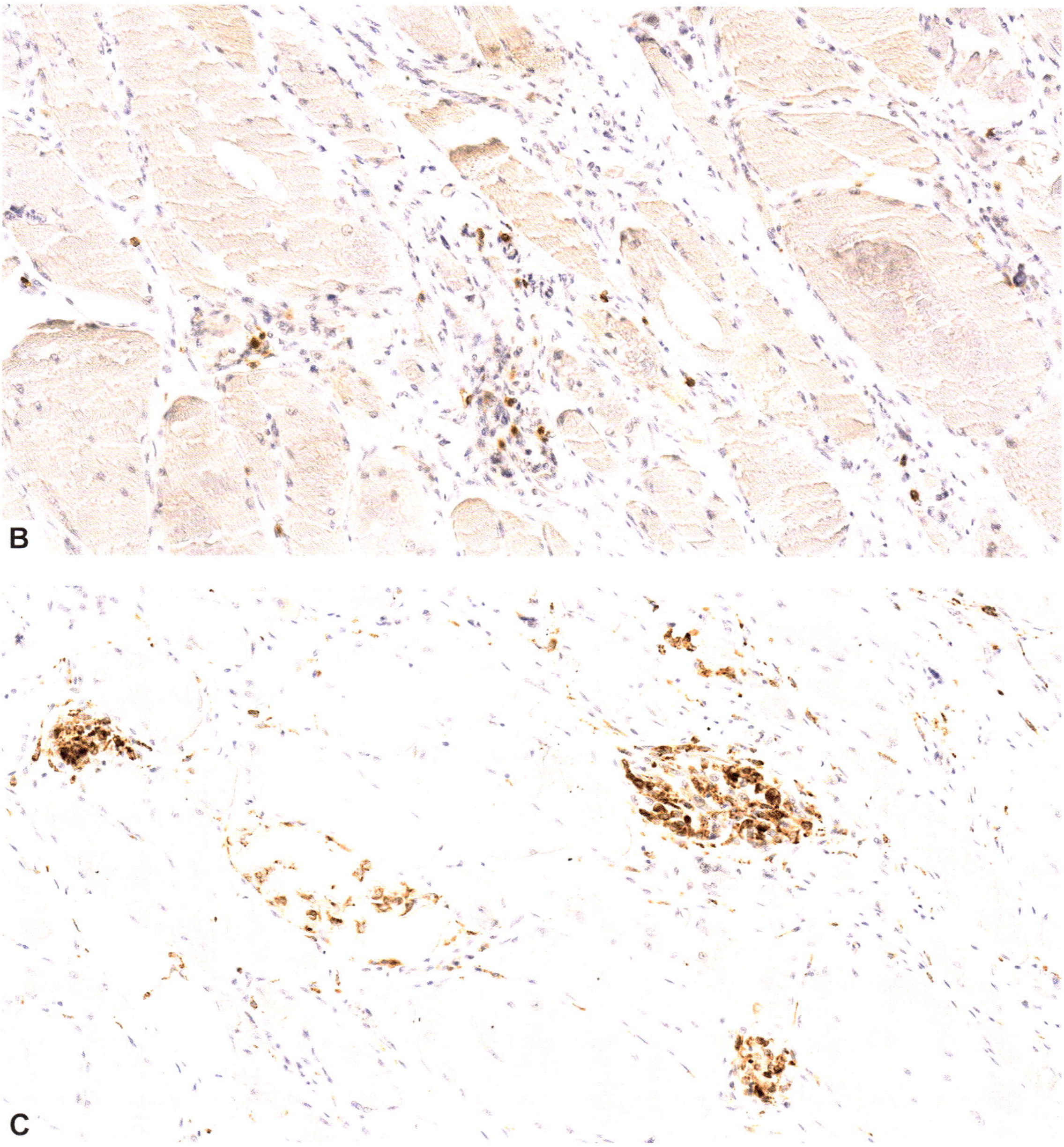

Abb. 14a Skelettmuskel – Entzündliche Veränderungen: Fortsetzung Fall 91 (74J m, Kasuistik S. 112)

B: In der immunhistochemischen Färbung mit CD3 fleckförmige Positivität, passend zu T-Lymphozyten. CD3 170x.

C: In der immunhistochemischen Färbung mit CD68 deutliche Positivität, passend zu einem makrophagozytären Infiltrat. CD68 170x.

b) Ablagerungen

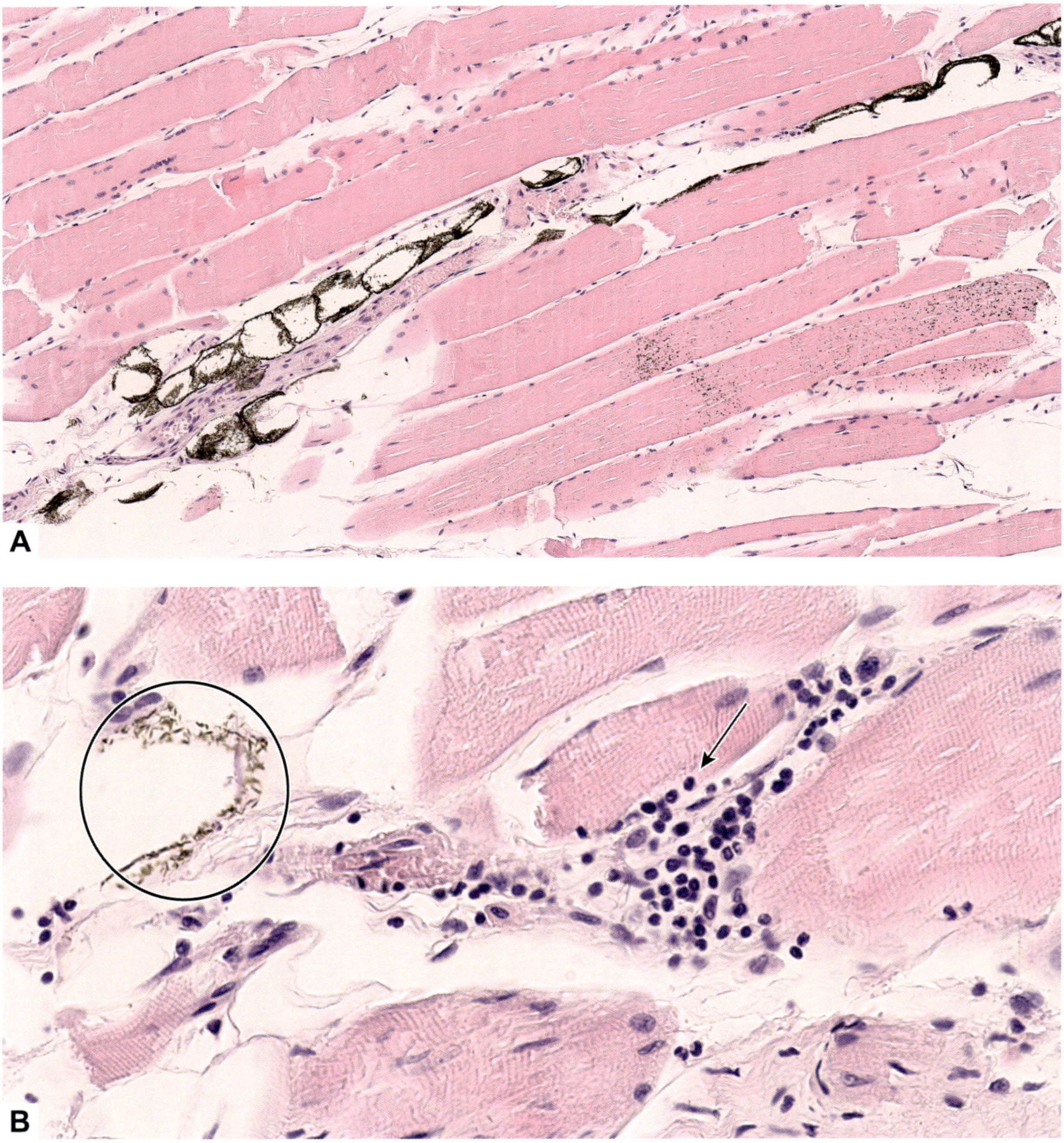

Abb. 14b Skelettmuskel – Ablagerungen, entzündliche Veränderungen: Fall 17 (83J w, Kasuistik S. 82)
A: Ausgeprägte Einlagerung braun-schwarz erscheinender, kristalliner Ablagerungen unklarer Herkunft in den Adipozyten. HE 110x.
B: Dezente Einlagerung bräunlich erscheinender, stäbchenförmiger Materialien in einem Adipozyten (Kreis), fokale Myositis mit lymphozytärem Infiltrat, das zum Teil auf die Myozyten übergreift (Pfeil). HE 440x.

Kasuistiken

1. Autopsien

82J / w / 2x Mod / 75, 40 **F1**

Todes- und Impfvorgeschichte

Die 82-Jährige wurde am 09.06.2021 abends von Nachbarn in ihrem Reihenmittelhaus im Schlafzimmerbett seitlich auf dem Bett sitzend, auf den Rücken zurückgesunken, tot aufgefunden.
1. Impfung am 26.03.21 mit Moderna 3000495, Tod 75 Tage danach
2. Impfung am 30.04.21 mit Moderna 3000495, Tod 40 Tage danach
Am 24.04.21 (29 Tage nach der 1. Impfung) hatte sie über Nacht unstillbares Nasenbluten und wurde von ihrem Sohn in ein Klinikum gebracht, wo die Blutung durch Verödung gestillt wurde.
Am 22.05.21 (24 Tage nach der 2. Impfung) hatte sie wieder über Nacht unstillbares Nasenbluten und wurde von ihrem Sohn in das Klinikum gebracht, wo dies erneut verödet wurde.
Am 09.06.21 (40 Tage nach der 2. Impfdosis) verstarb sie zu Hause. Der Sohn bat die die Leichenschau durchführende Ärztin, eine gerichtsmedizinische Untersuchung zu veranlassen.

Medizinische Vorgeschichte

Seit etwa 2 Monaten vor ihrem Tod waren beide Beine der 82-Jährigen nach einem Wespenstich stark angeschwollen. Sie war wegen Vorhofflimmerns Marcumarpatientin. Am 13.04.21 war sie bei einem Gastroenterologen, da sie zuvor Gewicht abgenommen hatte. Aufgrund eingeschränkter Lungenfunktion nahm sie Salbutamol und nutzte einen Atemtrainer.

Obduktion (Rechtsmedizin)

Als **Todesursache** wurde nach der gerichtsmedizinischen Obduktion ein rhythmogenes Herzversagen und Aspiration von Speiseresten bei chronischer Herzbelastung durch Pulmonalsklerose vermutet.

Nachobduktion (Pathologie)

Todesursache: V.a. Herzversagen bei chronisch-ischämischer Herzmuskelerkrankung
Hauptbefunde: Chronisch obstruktive Lungenerkrankung. Chronische Bronchiolitis. Schwergradige Anthrakose. Feinblasiges, teils auch grobblasiges chronisch-substantielles Lungenemphysem.

Pathohistologische Zweituntersuchung

Lymphozytäre Infiltrate, z.T. knotig, fanden sich in Lunge, Niere und Dura. Keine Hinweise auf nennenswerte vorbestehende Myokardläsionen, jedoch fand sich eine ausgeprägte lymphozytäre Myokarditis und Epikarditis.

Neben der Myokarditis fanden sich weitere Corona-impfassoziierte Gewebeveränderungen: Endotheliitis und herdförmig obstruktive Vaskulitis sowie lymphozytäre Alveolitis. In der Lunge fanden sich Mikroembolien, vermutlich mit Lipid-Cholesterinmaterialien, hierauf weisen entzündliche Reaktionen mit Makrophagen und Fremdkörperriesenzellbildung um Cholesterinnadeln hin.
Multiple ortsfremde, bräunlich faserige Partikelablagerungen fanden sich in Lunge, Herz und Nieren und im periadrenalen Fettgewebe.
Derartige Ablagerungen werden immer wieder bei nach Corona-Impfung Verstorbenen gesehen. Die Abklärung der Zusammensetzung und Entstehung dieser Ablagerungen ist bislang nicht gelungen. Auch ist nicht bekannt, ob diese von pathogenetischer Bedeutung sind oder sogar am Todesgeschehen beteiligt gewesen sein können.
Immunhistochemische Markierungen der S1-Untereinheit des Spike-Proteins (Protein, zu dessen Produktion die Körperzellen durch Corona-‚Impfungen' gezwungen werden) fanden sich in den Myozyten des Herzmuskels und in den Endothelzellen von Gefäßwänden aller entsprechend untersuchten Organe – von der Aortenwand bis zu den kleinen Gefäßen des Gehirns.
Die Spike-Expression in den Ovarien ist für das Todesgeschehen irrelevant, aber für den Erkenntnisgewinn über die pathophysiologischen Wirkungen der Corona-Impfungen auch hinsichtlich einer möglichen Fertilitätsminderung bemerkenswert. In diesem Fall ist verlässlich bekannt, dass die Verstorbene zu Lebzeiten zwei Söhne geboren hatte.
Diese Corona-‚impf'-typischen Befunde lassen an mehrere zum Tode führende Pathomechanismen denken:
Die **Myokarditis** kann das Reizleitungssystem des Herzens stören und zum Herzstillstand führen. Dies würde zu dem von der obduzierenden Pathologie diagnostizierten rhythmogenen Herzversagen als Todesursache passen.
Die **Mikroembolien in der Lunge** bei Vorliegen von Fremdkörperpartikeln, Cholesterinnadeln und assoziierten Entzündungen mit Fremdkörperriesenzellen können zu einer Druckerhöhung in der Lungenstrombahn mit folgendem **Rechtsherzversagen** geführt haben.
Die jeweils 3 bis 4 Wochen nach den stattgehabten Corona-‚Impfungen' auftretenden Episoden unstillbaren Nasenblutens der Marcumarpatientin weisen auf eine **Gerinnungsstörung** hin. Bei der nach Corona-‚Impfungen' beobachteten, (Corona)-Vakzin-induzierten immunthrombotischen Thrombozytopenie (VITT) kommt es zu einer erhöhten Blutungsneigung und zu einer erhöhten Thromboseneigung.
Wahrscheinlich war es eine Kombination aus Myokarditis und erhöhter Thromboseneigung mit Rechtsherzbelastung, die schließlich zum Herzversagen führte.
Ein Zusammenhang zwischen den beiden stattgehabten Corona-‚Impfungen' und dem Todesgeschehen besteht **mit an Sicherheit grenzender Wahrscheinlichkeit**.

71J / m / 1x Com / 31 **F2**

Todes- und Impfvorgeschichte

Der 71-jährige Mann verstarb am 01.05.2021 auf dem Fahrersitz seine Autos, nachdem er mit seiner Frau zuvor im Wald gearbeitet und sich zum Ausruhen ins Auto gesetzt hatte.

1. Impfung am 31.03.21 mit Comirnaty ET3874, Tod 31 Tage danach

Er nahm seit Jahren Blutdrucksenker, Lipidsenker (Ezetrol, Sortis), hatte über Jahre ein offenes Bein oberhalb des rechten Innenknöchels und trug an beiden Beinen seit Jahrzehnten Thrombosestrümpfe.

Obgleich die Ehefrau von dem Impfvorhaben am 31.03. nichts wusste, berichtet sie, dass der Tag ihr in Erinnerung geblieben ist, da ihr Mann ungewöhnlich früh nach Hause kam. Gemäß Impfsticker wurde die Impfung am 31.03. um 11:19 Uhr verabreicht. Am frühen Abend des Impftages habe er auf dem Sofa vor dem Fernseher gesessen und während der Unterhaltung mit seiner Frau plötzlich „verwirrt" gesprochen, woraufhin diese ihn konkret fragte: „Ist etwas mit dir?", woraufhin er mit dem Kopf schüttelte, um zu verstehen zu geben, dass nichts mit ihm sei. In der Folgezeit beklagte er sich immer öfter über mangelnden Appetit.

Obduktion (Rechtsmedizin)

Bei der Obduktion wurde eine ausgeprägte Hypertrophie des Herzens gefunden (644 g, deutlich über dem sogenannten kritischen Herzgewicht von 500 g, normal um die 300 g). Es fand sich eine bilaterale Endokardfibrose; keine Herzinfarktnarben. Mäßige allgemeine Arteriosklerose. Ausgeprägte akute Stauungshyperämie mit Ödemen der inneren Organe und des Gehirns.

Der Obduktionsbefund wird als passend zu einem langjährigen Hypertonus gesehen. Als **Todesursache** wird ein rhythmogenes Herzpumpversagen bei erheblicher Herzvorerkrankung (erhebliche Hypertrophie) gesehen.

Pathohistologische Zweituntersuchung

Als Zeichen typischer Corona-impfinduzierter Organ- und Gefäßläsionen fanden sich eine herdförmige **Myokarditis**, **Gefäßentzündungen mit Medianekrose** sowie eine vorwiegend **lymphozytäre Alveolitis/interstitielle Pneumonie**. Im Gehirn fanden sich die Zeichen stattgehabter rezidivierender Mikroblutungen durch kleine entzündliche Gefäßschäden mit massiven Hämosiderinablagerungen intra- und perivaskulär. Diese erklären die Symptome (Verwirrung) am Abend der Impfung, wobei die Hirnschäden zunächst kompensiert werden konnten. Am Todestag dürfte es mit an Sicherheit grenzender Wahrscheinlichkeit zu **Hirngefäßläsionen** gekommen sein, die todesursächlich waren. Die akuten Läsionen konnten jedoch in den zur Verfügung gestellten Hirnproben nicht nachgewiesen werden, zumal akute ischämische Hirngewebsnekrosen erst einige Stunden nach dem Ereignis sicher nachgewiesen werden können.

Im Myokard konnte immunhistochemisch kein Spike-Protein nachgewiesen werden. In der Prostata kam es hingegen zu deutlichen immunhistochemischen Markierungen (braun) von Spike-Protein. In der Milz wurden zahlreiche verstreute Zellkerne und herdförmig das Zytoplasma mit Anti-Spike-S1-Antikörpern markiert.

Zusammenfassend fanden sich die nach Corona-‚Impfungen' typischerweise auftretenden, entzündlichen Gefäßschäden generalisiert in Schnitten der verschiedensten Organe, auch des Gehirns. Eine kausale (Mit-)Verursachung des Todes durch die Corona-‚Impfung' ist **wahrscheinlich.**

F3

94J / w / 1x Com, 1x UNBEK / 125, 67

Todes- und Impfvorgeschichte

Die 94-Jährige verstarb am 09.06.2021 in ihrer betreuten Wohneinheit.

1. Impfung am 04.02.21 mit Comirnaty, Chargennummer unbekannt, Tod 125 Tage danach

2. Impfung am 03.04.21 mit UNBEK, Tod 67 Tage danach

Nach der 1. Dosis habe sich der Allgemeinzustand verschlechtert. Drei Tage danach kam es zu einer raschen Verschlechterung mit unzureichender Aufnahme von Essen und Flüssigkeit. In Rücksprache mit der Tochter und entsprechend der Patientenverfügung wurde eine palliative Therapie eingeleitet.

Nach der 2. Dosis sei zunächst keine weitere Verschlechterung feststellbar gewesen.

Medizinische Vorgeschichte

Die 94 Jahre alte Frau war eingeschränkt rollstuhlmobil und lebte in einem betreuten Wohnen. Vier Jahre zuvor habe sie sich den Oberschenkelhals gebrochen und vor vielen Jahren einmal den linken Arm gequetscht, weshalb Haut vom Oberschenkel an den Arm transplantiert worden war.

Obduktion (Rechtsmedizin)

Todesursache: Rechtsführendes Herzversagen bei Vorliegen eines Lungeninfarktes und Gerinnselverschluss einer Lungenschlagader bei einer tiefen Beinvenenthrombose. Der Todeseintritt kann durch die hochgradige Herzkranzschlagaderverkalkung und den Erguss in den Brusthöhlen begünstigt worden sein.

„Aus rechtsmedizinischer Sicht besteht kein Zusammenhang mit der angegebenen Impfung vor mehr als zwei Monaten."

Pathohistologische Zweituntersuchung

Es fanden sich Gefäßveränderungen, die immer wieder bei nach Corona-Impfungen Verstorbenen auffallen: Medianekrosen, Perivaskulitis auch in Lungenarterien.

Ein vorgefundener **Lungeninfarkt** war nicht ganz frisch und mag durch die **Rechtsherzbelastung** wesentlich zum Tode beigetragen, diesen jedoch nicht unmittelbar ausgelöst haben. In mehreren Organen fand sich das Bild einer obliterierenden **Vaskulitis kleinerer Gefäße mit lymphozytärer Entzündung** und **amyloidartigen** Ablagerungen. Minimale **Myokarditis.**

In Herz, Lunge, Niere und Pankreas fanden wir **ortsfremdes, dunkel pigmentiertes, granuläres Material**, wie es bei nach Corona-Impfung Verstorbenen immer wieder zu finden ist. Die Herkunft, Entstehung und pathogenetische Bedeutung dieser Ablagerungen ist noch unklar.

Die Expression des Spike-Proteins, zu dessen Bildung die Corona-Impfungen die Körperzellen veranlassen, wurde in der Aortenwand immunhistochemisch nachge-

wiesen, zwischen den elastischen Lamellen, nukleär, perinukleär und auch im Bereich zystischer Läsionen. Die Beurteilung erfolgt unter der Einschränkung, dass das Gehirn nicht zur Untersuchung gelangte.
Die Gefäßveränderungen und auch herdförmige Ablagerungen ortsfremden Materials sprechen für eine wesentliche Rolle der Corona-Impfungen beim multifaktoriellen Todesgeschehen. Ein Zusammenhang des Todes mit der stattgehabten Corona-Impfung ist somit **wahrscheinlich**.

75J / w / 1x Com / xx **F4**

Todes- und Impfvorgeschichte

Die 75-Jährige verstarb am 01.06.2021 auf der Intensivstation nach Krankenhausaufenthalt wegen „unklarer Somnolenz". Behandelt wurde eine Sepsis mit unklarem Fokus.
Im Nachlass fand sich ein Erinnerungskärtchen der Firma Biontech/Pfizer für die „2. Impfung" am 16.06.21. Daraus wurde geschlossen, dass eine Erstimpfung erfolgt sein musste. Der Impfpass war nach Angaben der Familie „nicht mehr aktuell". Die Hausarztpraxis verweigerte mit Hinweis auf den Datenschutz die Information über die Erstimpfung.
1. Impfung mit Comirnaty, Datum und Chargennummer unbekannt
Als Vorerkrankung lag eine minimale Arteriosklerose und nach klinischen Angaben eine hochgradige Mitral- und Trikuspidalklappeninsuffizienz vor.

Obduktion (Rechtsmedizin)

Todesursache war eine Sepsis mit unklarem Infektfokus.

Pathohistologische Zweituntersuchung

Es fanden sich keine Hinweise auf eine Sepsis, insbesondere auch keine abszedierende Pyelonephritis. Allerdings fanden sich in mehreren Organen Hinweise auf impfbedingte Schäden: Im Herzmuskel fand sich eine diskrete **Myokarditis** mit Entzündungen der Gefäße im Myokard; In den Arterien der Milz eine **Elastikadestruktion** mit herdförmiger Lückenbildung an den größeren Milzarterien. An Milzarteriolen und Arterien zeigte sich ein deutliches Zwiebelschalenphänomen – ein typisches Gefäßschadensmuster nach Corona-Impfungen.
In der Leber und insbesondere in der Milz fanden sich Anzeichen einer Mesenterialarterien- oder Pfortaderthrombose; in der Leber fanden sich kanalikuläre Bilirubinthrombenablagerungen zentral in Zone 1 der Läppchen. Die Milz ist nekrotisch, jedoch nicht autolytisch, sondern intravital nekrotisiert, wahrscheinlich infolge besagter Mesenterialarterien- oder Pfortaderthrombose, zu der auch der Leberbefund mit den Bilirubinablagerungen passt.
Die Expression des Spike-Proteins, zu dessen Bildung die Corona-‚Impfungen' die Körperzellen veranlassen, wurde in der Haut nachgewiesen. Hier fanden sich mit einem Spike-S1 markierenden Antikörper deutliche immunhistochemische Markierungen nukleär und perinukleär in Basal- und Suprabasalzellen sowie in den Endothelien kleinerer Gefäße.

Unklare, amyloidartige Ablagerungen finden sich in den Wänden kleinerer Gefäße intrazerebral, in der Haut und perivaskulär in der Lunge.
Im Vordergrund steht eine Nekrose von Milz, Pankreas und Leber, wie man sie bei **Mesenterial- oder Pfortaderthrombosen** findet. Der damit einhergehende Schock dürfte die Todesursache gewesen sein. Ursächlich für die Thrombose dürfte die Vaskulitis sein, die in den oben beschriebenen Organen nachgewiesen wurde.
Ein Zusammenhang zwischen Impfung und Tod scheint angesichts der ausgeprägten Corona-impf'-typischen Gefäßschäden **sehr wahrscheinlich**.

F7

57J / m / 2x Com / 48, 7
Todes- und Impfvorgeschichte
Der 57-Jährige verstarb am 12.05.2021.
1. Impfung am 25.03.21 mit Comirnaty EY7015, Tod 48 Tage danach
2. Impfung am 05.05.21 mit Comirnaty FD4555, Tod 7 Tage danach
Eine Obduktion wurde in der Pathologie des Krankenhauses durchgeführt. Da dies eine sanitätspolizeiliche Obduktion war, seien auch dem Obduzenten nur spärliche Informationen zur Verfügung gestellt worden.

Obduktion (Rechtsmedizin)
Bei der Obduktion wurde ein männlicher Leichnam in normalem Ernährungszustand vorgefunden. Die Haut am Thorax weist einige Strommarken auf (nach Reanimation). Die Lymphknoten an der Bronchialbifurkation waren anthrakotisch. Das Herz war etwas größer als die Leichenfaust, 480 g. Intimaplaques in Coronararterien mit Lichtungseinengung bis zu 60 %. Hinterwandinfarkt mit einem 10 x 10 mm messenden, gelbblassen Areal.
Todesursache: Frischer Myokardinfarkt in der Hinterwand des linken Ventrikels.
Grundleiden: Koronarsklerose.
Anatomische Einzeldiagnosen:
- Stenosierende Koronarsklerose
- Frischer Myokardinfarkt in der Hinterwand des linken Ventrikels
- Akute Lungenstauung
- Leberstauung 1. Grades

Pathohistologische Zweituntersuchung
Das typische Bild eines ischämischen Herzinfarktes infolge Koronarsklerose oder Thrombose lag nicht vor.
Im Herzen fand sich ein leichte lymphozytäre Epikarditis und Herde **lymphozytärer Myokarditis** mit Nekrosen.
Es lagen die typischen Merkmale einer **Gefäßentzündung der Aorta mit Medianekrose** und Dissektion vor, wie sie immer wieder bei nach Corona-,Impfung' Verstorbenen beobachtet werden.
Die Zweituntersuchung wurde durch den Umstand limitiert, dass lediglich die mikroskopischen Schnittpräparate vorlagen, jedoch keine Gewebeasservate. Weite-

re Untersuchungen mit Spezialfärbungen oder immunhistochemischen Methoden waren daher nicht möglich.
Ein Zusammenhang zwischen den beiden stattgehabten Corona-‚Impfungen' und dem Todesgeschehen besteht **mit an Sicherheit grenzender Wahrscheinlichkeit**.

78J / m / 1x Com / 35 **F8**
Todes- und Impfvorgeschichte
Der 78-Jährige verstarb am 18.07.2021.
1. Impfung am 06. 05. 21 mit Comirnaty, Chargennummer unbekannt, Tod 35 Tage danach

Obduktion (Rechtsmedizin)
Es wurde die 97,5 kg schwere und 176 cm lange Leiche eines 78-Jährigen vorgefunden.
Todesursache: Akuter Vorderwandinfarkt bei rezidivierenden Herzinfarkten, sehr starker Herzvergrößerung und Herzmuskelvernarbung (Schwielenherz) durch Herzinfarkte.
Allgemeine Schlagaderverkalkung, zahlreiche Verkalkungszonen und Gefäßwandaufbrüche in den großen Körperarterien.
Fortgeschrittene Verkalkung mit einengender Verkalkung der Herzkranzschlagadern. Lichtungseinengung im vorderen Ast um 75 %. Keine frische oder alte Gerinnselabscheidung. Herzgewicht 725 g, Wandstärke links ca. 2 cm. Anzeichen für Vorhofflimmern: Dilatation und Endokardfibrose im linken Vorhof.
Wiederholte Herzinfarkte: Ausgedehnte Infarktnarbe im Bereich der linken Herzhinterwand (6x4 cm). Geringfügige Vernarbung basisnah in der Vorderwand der linken Herzkammer. Fleck- und streifenförmige Vernarbung des vorderen und hinteren walzenförmigen Herzinnenmuskels – Einige Tage bis Wochen alte Herzinfarktbezirke (mit gallertigem, rötlichem Granulationsgewebe) in der Vorderwand der linken Herzkammer (2x1 cm) sowie angrenzend an den Hinterwandinfarkt (2x2 cm) – Frischer, angedeutet lehmgelb, abgeblasster Herzvorderwandinfarkt (5x3 cm; übergreifend auf den linksseitigen Kammerkantenbereich).
Zeichen eines akuten biventrikulären Herzversagens, führend Linksherzversagen: Dilatation der Herzinnenräume. Flüssiges Leichenblut. Allgemeine Zyanose. Stauungsblutfülle und Überwässerung des Lungengewebes.
Chronisch obstruktive Lungenerkrankung (COPD). Starke Kohlestaubablagerungen im Lungengewebe (Anthrakose).

Pathohistologische Zweituntersuchung
In mehreren Organen finden sich deutliche Zeichen einer Gefäßschädigung **(Endotheliitis)**; z. T. Ablagerung amyloidartiger Materialen, Texturstörungen der Pulmonalarterie mit lymphozytären Infiltraten. Multiple ortsfremde vakuoläre Ablagerungen multilokulär, aber vor allem in der Lunge. Solche Ablagerungen und Gefäßschäden finden sich typischerweise als Corona-‚Impf'-Folge.
Die Koronararteriensklerose ist nur mäßig. Im Herzmuskel nur mäßig Narben und keine deutlichen Anzeichen eines frischen Myokardinfarkts. Die **lymphozytäre**

Myokarditis in Verbindung mit intrakardialen ‚impf'-induzierten Gefäßschäden muss als zum Tod beitragender Faktor angesehen werden.
Spike-Protein-Expression konnte jedoch in den untersuchten Organgeweben (Lunge, Milz, Leber) nicht nachgewiesen werden, sodass die Beteiligung der Corona-‚Impf'-Folgen lediglich als wahrscheinlich angesehen werden muss.
Das pathohistologische Erscheinungsbild entzündeter Gefäßwände ist durchaus typisch, wie es immer wieder nach Corona-‚Impfungen' gesehen wird. Da unsere Zweituntersuchung nur mikroskopisch erfolgte, konnten wir natürlich nicht den in der Erstobduktion sichtbaren Vorderwandinfarkt beurteilen, obgleich das pathohistologische Bild uns nicht als klassisches Infarktbild imponierte. Denkbar wäre aber eine Infarktgenese mit Thrombenbildung an entzündeten Koronargefäßinnenwänden.
Ein Zusammenhang zwischen Impfung und Tod scheint angesichts der Myokarditis und Corona-‚impf'-typischer Gefäßschäden **wahrscheinlich**.

F9

89J / w / 1x UNBEK / ca. 182
Todes- und Impfvorgeschichte
Die 89-Jährige verstarb am 11.08.2021, etwa 6 Monate nach der stattgehabten Corona-Impfung. Leider lag keine Impfdokumentation vor.
1. Corona-Impfung: Anfang 2021 mit UNBEK, Tod ca. 182 Tage danach
Die 89-jährige Frau wurde als Notfall im Schockzustand mit Multiorganversagen im Klinikum eingeliefert. In der letzten Zeit vor dem Geschehen hatte sie wenig gegessen und getrunken; Gewichtsverlust von ca. 20 kg innerhalb von 3 bis 4 Monaten. Im Röntgenbild des Abdomens zeigt sich eine Spiegelbildung.

Obduktion (Pathologie) · Todesursache: Frische Thrombose der Arteria mesenterica superior, die zu einer Mesenterialischämie führte. Die Patientin verstarb mit Multiorganversagen im Schockgeschehen. Vorbestehend schwerste generalisierte Arteriosklerose.

Pathohistologische Zweituntersuchung
Das zum Tode führende Schockgeschehen wurde durch einen thrombotischen **Verschluss der oberen Mesenterialarterie** ausgelöst, die zu einer subtotalen Darmnekrose führte. Diese Mesenterialthrombose ist wahrscheinlich nicht allein auf die Atherosklerose dieser Arterien zurückzuführen, sondern wohl auch durch die Medianekrose und Dissektion der Mesenterialarterien bedingt.
Dieser Gefäßschaden ist nicht isoliert. Es finden sich vielmehr auch in den Gefäßen von Herz und Lunge **Gefäßwandschäden mit Ablagerungen von hyalin-amyloid-artigem Material**. Derartige Gefäßschäden, insbesondere Mesenterialgefäßthrombosen, passen zu dem inzwischen vertrauten Bild der bei nach Corona-‚Impfungen' Verstorbenen zu findenden entzündlichen Gefäßschäden. Eine Mitbeteiligung dieser Corona-‚impf'-bedingten Gefäßentzündungen am Todesgeschehen erscheint somit sehr wahrscheinlich.
Da keine in Paraffin eingebetteten Gewebeasservate vorlagen, konnten keine über die lichtmikroskopische Untersuchung der vorliegenden Schnittpräparate hinausge-

henden Untersuchungen wie Spezialfärbungen oder immunhistochemische Untersuchungen durchgeführt werden, speziell hinsichtlich des Spike-Proteins S1. Dieser Nachweis könnte einen Zusammenhang von Corona-‚Impfung', Thromben und Tod weiter belegen.
Histologische Schnitte des Gehirns lagen nicht vor.
Ein Zusammenhang des Todes mit der stattgehabten Corona-‚Impfung' ist **sehr wahrscheinlich**.

F10

61J / m / 2x Com / 67, 25
Todes- und Impfvorgeschichte
Der 61-Jährige verstarb am 31.08.2021 in seiner Wohnung.
1. Impfung am 25.06.21 mit Comirnaty 1D017A, Tod 67 Tage danach
2. Impfung am 06.08.21 mit Comirnaty FF3318, Tod 25 Tage danach
Der 61 Jahre alte Mann klagte am 31.8.21 beim Frühstück mit der Lebensgefährtin über plötzliche Schmerzen im Brustkorb und kollabierte. Reanimation durch die Lebensgefährtin und im Anschluss durch das Notarzteam, jedoch ohne dass ein Spontankreislauf etabliert werden konnte. Bei Einlieferung in die Notfallambulanz wurde echokardiografisch eine bereits geronnene Perikardtamponade festgestellt.

Medizinische Vorgeschichte

- vor 30 Jahren Herzmuskelentzündung nach grippalem Infekt
- Bluthochdrucktabletten
- viel Kaffee, viel geraucht
- seit 2 Jahren im Ruhestand, vorher selbstständig
- 1,76 m, 90 kg
- Corona-Impfungen, weil er in die Türkei reisen wollte
- 3 Wochen nach der 1. Impfung beim Urlaub an der Nordsee mit Lebensgefährtin „vom Stuhl gefallen", Rettungswagen, Krankenhaus. Dort wurde nichts gefunden und „Dehydrierung" als Grund für den Kollaps angegeben
- kurz vor Ableben Blaseninfekt

Obduktion (Pathologie)
Todesursache: Perikardtamponade bei Aortenruptur auf dem Boden eines Aortenaneurysmas.
Es zeigte sich eine hochgradige allgemeine Arteriosklerose, eine Dissektion der Aorta ascendens und des Aortenbogens mit konsekutiver Wandruptur der Aorta ascendens am Perikardumschlag von 3,2 cm Länge und 0,4 cm Durchmesser sowie eine hämorrhagische Perikardtamponade. Zudem fand sich eine hochgradige Koronararteriosklerose und eine hochgradige Herzhypertrophie und Dilatation.

Pathohistologische Zweituntersuchung
In den insgesamt 26 Organproben fanden sich neben altersentsprechenden Veränderungen auch typische Corona-vakzinationsassoziierte Organveränderungen: Im Herzmuskel geringe Endotheliitis, geringe Perikarditis, **herdförmige Myokarditis**.

Die vorliegenden Schnittpräparate zeigen neben den ohne Zweifel vorhandenen atherosklerotischen Veränderungen eine tiefgreifende **Texturstörung der Aorta mit Medianekrose**, Dissektion, **Destruktion elastischer Lamellen**, herdförmig dichten entzündlichen Infiltrationen sowie eine erhebliche perivaskuläre Entzündung der Vasa vasorum.
Lymphozytäre Infiltrate außerhalb lymphatischer Organe insbesondere in Hoden und Nebenhoden, Lunge, Niere und Milz. In der Milz sind besonders eindrucksvoll die typischen zwiebelschalenartigen (‚onion skin') Auflockerungen der Gefäßwände mit deutlicher Expression von Spike-Protein. Daneben diffus auch im gesamten Milzparenchym.
Hepatozyten exprimieren kein Spike-Protein, jedoch Gefäßwandzellen intrahepatischer Gefäße. Der histologische Gesamtbefund in Verbindung mit der Spike-Immunhistochemie belegt, dass bei dem Patienten ausgeprägte Corona-impfinduzierte Organveränderungen vorliegen, insbesondere eine überschießende Immunreaktion.
Todesursache, wie bereits in der Erstobduktion festgestellt, ist eindeutig eine **Dissektion der Aorta ascendens mit Wandruptur** und Verblutung. Die tiefgelegene Medianekrose der Aortenwand spricht für eine entzündlich toxische Genese. Tatsächlich konnte das Spike-Protein in der Aortenwand in Myofibroblasten in Entzündungszellen und auch perivaskulär um die Vasa vasorum nachgewiesen werden.
Das histologische Bild entspricht nicht einer üblichen atherosklerotischen Dissektion mit Ruptur. Eine idiopathische mikrozystische Medianekrose oder eine chronisch entzündliche Erkrankung sind mit Sicherheit auszuschließen.
Mit an Sicherheit grenzender Wahrscheinlichkeit besteht ein Zusammenhang zwischen den stattgehabten Corona-‚Impfungen' und dem Tod.

F12

81J / w / 1x Com / 23

Todes- und Impfvorgeschichte

Die 81-Jährige verstarb am 22.05.2021 um 22:13 im Beisein ihres Bruders.
1. Impfung am 29.04.21 mit Comirnaty EX3599, Tod 23 Tage danach
Wegen starker Brustschmerzen hatte die 81-Jährige ihren Bruder angerufen. Auf dem Weg zu seinem Auto, um in ein Krankenhaus zu fahren, sei sie dann zusammengebrochen. Reanimation hatte sie zuvor abgelehnt.
Nach Angaben der Tochter und der Enkeltochter, die den Verdacht erhoben, dass der Tod eine Folge der Corona-Impfung war, sei die Verstorbene „topfit" gewesen. Sie erstatteten Anzeige gegen den impfenden Hausarzt. Dieser wies auf Vorerkrankungen hin, zeigte sich jedoch auch vom Tod überrascht, da die Frau noch „sehr agil" gewesen sei.

Medizinische Vorgeschichte

Laut Angaben des Hausarztes litt sie an folgenden Vorerkrankungen: Hypertensive Herzkrankheit, Bluthochdruck, Herzklappenfehler, Polyarthrose, Aortenektasie und eine rechtsseitige Schulterendprothese. Gemäß einem Arztbrief vom 20.05.2019 hatte sie auch einen ACE-Hemmer-induzierten Husten.

Obduktion (Rechtsmedizin)
Es liegt der Bericht eines Polizeihauptkommissars vor, der der Obduktion beiwohnte. Demnach stellten die Obduzenten Anzeichen einer chronischen Lungenerkrankung (COPD) fest, und dass das Herz ein kritisches Gewicht aufweise (480 g). Zudem fand sich eine Insuffizienz der Dreisegelklappe und eine Verkalkung der Herzkranzschlagadern. Als Todesursache gaben sie kardiale Dekompensation an.
Des Weiteren liegt ein Obduktionsprotokoll (gekürzte Fassung) vom 04.06.21 vor. Hier wird eine mittelgradige Aortenklappenverkalkung, eine mittelgradige Herzkranzschlagaderverkalkung, eine mittelgradige Verkalkung der Aorta und der Hirnbasisgefäße sowie Überblähung der Lunge im Sinne einer COPD nebst einem Lungenhochdruck (pulmonale Hypertonie) festgestellt.
Todesursache: Kardiale Dekompensation.

Pathohistologische Zweituntersuchung
Die in Myokard, Milz, Niere und Kleinhirn gefundenen Texturstörungen der Gefäßwandschichten werden immer wieder bei nach Corona-‚Impfungen' Verstorbenen gesehen.
Auffällig waren **bräunlich faserige Partikel** in Myokard, Pankreas und Kleinhirn. Derartige Ablagerungen finden sich immer wieder bei nach Corona-Impfung Verstorbenen. Die Abklärung der Zusammensetzung und Entstehung dieser Ablagerungen ist bislang nicht gelungen. Auch ist unbekannt, ob diese von pathogenetischer Bedeutung sind oder sogar am Todesgeschehen beteiligt gewesen sein können.
Immunhistochemische Markierungen der S1-Untereinheit des Spike-Proteins (Protein, zu dessen Produktion die Körperzellen durch Corona-‚Impfungen' gezwungen werden) fanden sich in den Wänden intramuraler Gefäße des Herzmuskels in Endothelien und subendothelial im Bereich hyaliner Verquellungen.
Es fanden sich also Corona-impftypische Schäden, womit ein kausaler Zusammenhang zwischen der stattgehabten Corona-‚Impfung' und dem Tod 23 Tage später **wahrscheinlich** ist.

63J / m / 1x Astra / 6 **F13**
Todes- und Impfvorgeschichte
Der 63-Jährige verstarb am 25.05.2021 um 7:15 am Arbeitsplatz, dort ca. 10 Minuten Laienreanimation, fortgesetzt durch Notarzt für ca. 90 Minuten unter Lysetherapie. Nach Angaben der Ehefrau sei er beschwerdefrei zur Arbeit gegangen.
1. Impfung am 19.05.21 mit Astra Zeneca ABX5182, Tod 6 Tage danach

Medizinische Vorgeschichte
Nach Angaben der Tochter hatte sie keine Symptome der Herzerkrankung ihres Vaters bemerkt und war über das Sektionsergebnis etwas überrascht. Er war in altersgerechtem Gesundheitszustand, habe Sport getrieben. Die Hausärztin berichtete über eine vorbestehende Bluthochdruckerkrankung, ein Gichtleiden, eine Erhöhung der Blutfettwerte, eine Verkalkung der Aortenklappe und eine Brustwirbelsäulenverkrümmung.

Obduktion (Rechtsmedizin)
Todesursache:

- Akutes Linksherzversagen
- Minderdurchblutung der Herzmuskulatur bei Herzkranzschlagaderverkalkung
- Bluthochdruckbedingte Herzerkrankung

Herzinfarkt im vorderen absteigenden Ast mit bereits im Umbau befindlichem Blutgerinnsel – Zeichen für ein akutes Linksherzversagen mit ausgeprägter Stauung bei ausgeprägter Herzkranzschlagaderverkalkung und bluthochdruckbedingter Herzerkrankung, Herzgewicht 517 g (kritisches Herzgewicht ab 500 g), Herzbeutel mit Herzüberzug kräftig verwachsen.

Pathohistologische Zweituntersuchung
Vorbestehend ausgeprägte allgemeine Athero- und Koronarsklerose. Herzmuskelschwielen. Laut gerichtsmedizinischem Befund ausgedehnte frische Herzmuskeluntergänge.
Im Vordergrund stehen eine Dissektion der Aorta und Wandschäden größerer Gefäße mit entzündlichen Reaktionen. Keine Perforation.
Bemerkenswert ist die massive Streuung von **bräunlich faserigen Partikeln** in fast allen Körperorganen, aber nicht in den zwei untersuchten Schnitten des Gehirns. In der Lunge Anzeichen einer Lipidpneumonie mit Fremdkörperriesenzellen sowie lymphozytäre Infiltrate im Sinne einer endogen allergischen Pneumonitis. Das durch die Corona-Impfungen von den Körperzellen produzierte Spike-Protein konnte immunhistochemisch nicht nachgewiesen werden.
Es fanden sich deutliche impfassoziierte Organschäden, die mit Sicherheit wesentlich zum Todeseintritt durch frischen Herzinfarkt beigetragen habe. Der Zusammenhang des Todes mit der Impfung erscheint trotz nicht nachweisbarer Spike-Expression **sehr wahrscheinlich**.

F17

83J / w / 1x Com / 10
Todes- und Impfvorgeschichte
Die 83-Jährige verstarb am 16.04.2021 und wurde von ihrer Nachbarin im Schlafzimmer tot aufgefunden.
1. Impfung am 06.04.21 mit Comirnaty, Chargennummer unbekannt, Tod 10 Tage danach

Medizinische Vorgeschichte
Bekannter Bluthochdruck, war seit 5 Jahren nicht bei der Hausärztin.
Alle Befunde unauffällig, „Fit und geistig auf der Höhe". Nach Berichten der Nachbarin Beinvenenthrombose.

Obduktion (Rechtsmedizin)
Erweichung des Gehirns im Sinne eines Schlaganfalls, der todesursächlich sein könnte. 4x3x2 cm messende, frische Erweichung des linken Frontalhirns. Schwarzrote Einblutung in die Kopfschwarte der rechten Stirn. Hochgradige Sklerose der Hirnba-

sisschlagadern und der großen Körperschlagadern. Kleinste Wadenvenenthrombose links. Schlitzförmiges Foramen ovale.

Pathohistologische Zweituntersuchung

Corona-‚impf'-typische Gefäßschäden fanden sich in verschiedenen Organen, darunter in den Koronargefäßen in Form von Medianekrosen und in der Milz in Form ausgeprägter ‚zwiebelschalenartiger' Texturstörungen der Milzarterienwände.
In Hirngeweben fanden sich perivaskuläre lymphozytäre Entzündungen, teilweise mit Endothelschwellungen.
Nach Impfung immer wieder festzustellende **schwarz-braune, körnige**, bislang unidentifizierte **Fremdmaterialien** fanden sich in Milz, Nebenniere, Herz, Leber und Skelettmuskel, jedoch nicht in der Lunge. Bislang ist es nicht gelungen, die Entstehung, Beschaffenheit und potentielle Bedeutung dieser Fremdmaterialien für das Krankheits- und Todesgeschehen bei nach Corona-‚Impfungen' Verstorbenen aufzuklären.
Ein Zusammenhang des Todesgeschehens mit der Impfung scheint **mit an Sicherheit grenzender Wahrscheinlichkeit** zu bestehen. Dies wird durch den immunhistochemischen Spike-Protein-Nachweis in Myokard und Gefäßendothelien gestützt.

29J / m / 1x Com, 1x Astra / 134, 46 **F18**

Todes- und Impfvorgeschichte

Tod am 06.07.2021 im Alter von 29 Jahren nach Krampfanfall am Abend des 05.07.21 und Notarzteinlieferung ins Krankenhaus.
1. Impfung am 22.02.21 mit Astra Zeneca ABV3025, Tod 134 Tage danach
2. Impfung am 21.05.21 mit Comirnaty EX3510, Tod 46 Tage danach
Am 05.07. grillte der 29-Jährige tagsüber im Kreise der Familie. Nach Berichten der Angehörigen war er wohlauf und habe sich danach lediglich wegen leichter Kopfschmerzen kurz hingelegt. In letzter Zeit habe er öfter mal über solche leichten Kopfschmerzen berichtet. Abends habe die Familie (kleiner Sohn des Verstorbenen und Lebensgefährtin) zusammengesessen. Da der Verstorbene am nächsten Tag recht früh Dienst im Krankenhaus habe, habe er auch nicht viel getrunken. Er habe keine Drogen genommen. Spätabends wurde er von der Lebensgefährtin krampfend aufgefunden. Notarzteinsatz mit Kreislaufstabilisierung.
Das zuerst angefahrene Krankenhaus verweigerte die Aufnahme, da die Intensivstation mit Corona-Fällen ausgelastet war. Verlegung in ein anderes Haus, dort internistische Intensivversorgung. Ein breites Drogen- und Alkoholscreening war negativ, im Schädel CT wurde eine bihemisphärische subarachnoidale Blutung festgestellt. In derselben Nacht noch erfolgte die Verlegung in eine Neurochirurgie. Dort wurde der Hirntod festgestellt.

Obduktion (Pathologie)

Todesursache: Zentraler Tod bei Subarachnoidalblutung.
Herz weitgehend normal, geringe Anzeichen einer chronischen, uncharakteristischen Myokarditis (CD15, CD3, CD20, CD68, CD4, CD8).

Pathohistologische Zweituntersuchung

Als unmittelbare **Todesursache ist die Subarachnoidalblutung** offensichtlich, jedoch ist es schwierig, deren Genese kausal abzuleiten. Eine pathohistologische Untersuchung durch einen spezialisierten Neuropathologen, der ergebnisoffen nach potentiellen Corona-‚Impf'-Schäden im Gehirn sucht, wäre wünschenswert.

Im Hirngewebe fanden sich Anzeichen für Thrombenbildung an verschiedenen Stellen sowie Spuren der stattgehabten Subarachnoidalblutung. Im Bereich der **Hirngefäße perivaskuläre lymphozytäre Entzündungen**, teilweise mit Endothelschwellungen.

Gefäßschäden fanden sich in verschiedenen Organen. Im Herzmuskel fanden sich Zeichen einer leichten fokalen **Myokarditis** sowie einer ausgeprägten lymphozytären Endotheliitis der Herzmuskelgefäße, teilweise mit Destruktion der Gefäßwand.

Spike-Protein im Herzmuskelgewebe immunhistochemisch vereinzelt perinukleär, leicht körnig positiv in etwa einem Drittel der Kerne von Myozyten, aber auch von interstitiellen Zellen.

Makrophagenreiche **Alveolitis** in der Lunge und perivaskuläre lymphozytäre Entzündungen. Auch in Leber und Milz fanden sich lymphozytäre Gefäßentzündungen, insbesondere der Gefäßinnenwände, wobei sich in der Milz zwiebelschalenartige Texturstörungen der Gefäßwände zeigten.

Nebenbefundlich und für den Todeseintritt irrelevant ist die ausgeprägte Expression von Spike-S1 im Bereich der Hodenkanälchen bei deutlicher Schichtungsstörung der Spermatogenese.

Aufgrund des Gesamtbefundes, insbesondere der teilweise starken Expression von Spike-Protein, besteht ein Zusammenhang zwischen Corona-‚Impfung' und Todesgeschehen **mit an Sicherheit grenzender Wahrscheinlichkeit**.

F19

77J / m / 2x Com / 124, 82

Todes- und Impfvorgeschichte

Der 77-Jährige verstarb am 17.08.2021 nach zweiwöchigem Klinikaufenthalt.

1. Impfung am 15.04.21 mit Comirnaty, Chargennummer unbekannt, Tod 124 Tage danach

2. Impfung am 27.05.21 mit Comirnaty, Chargennummer unbekannt, Tod 82 Tage danach

Nach der 2. Impfung war der 77-Jährige an einer Blasenerkrankung erkrankt, die zu einer Nierenentzündung und schließlich einer Urosepsis führte. Einlieferung in die Klinik (um den 03.08.) mit Arrhythmien und Thrombose im Bein.

Medizinische Vorgeschichte

Z.n. Myokardinfarkt 2013, Z.n. Lungenembolie 2013, Z.n. tiefer Beinvenenthrombose, Z.n. Apoplex 2005, paroxysmales Vorhofflimmern, Stauungsdermatose am Unterschenkel, chronische Obstipation bei Diabetes mellitus Typ 2, obstruktive Schlafapnoe, paralytischer Ileus (erfolgreich therapiert).

Obduktion (Pathologie)

Todesursache: Urosepsis mit kardialer Dekompensation bei vorbestehender Myokardhypertrophie, arterieller Hypertonie und Diabetes mellitus.
Männlicher Leichnam mit Adipositas permagna. Es fand sich eine globale Myokardhypertrophie (Herzgewicht 1000 g), Myokardvernarbungen nach Infarkt und Stent-Einlage, ausgeprägte Arteriosklerose mit Koronarsklerose. Eitrige Pyelonephritis links.

Pathohistologische Zweituntersuchung

Die klinisch beschriebene Pyelonephritis und die klinisch angegebene eitrige Entzündung der ableitenden Harnwege sowie der Prostata war histomorphologisch eine schwere, rein **lymphozytäre Entzündung** ohne nachweisbare eitrige Abszedierungen.
Aufgrund des positiven Spike- und Nukleokapsid-Nachweises liegt offensichtlich eine Kombination einer Spike-Protein-induzierten **Gewebeschädigung durch Impfung und Virusinfektion** vor; oder eine zunächst eitrige Pyelonephritis ging nach etwa 4 Wochen in eine chronische über und führte in den Harnwegsgeweben zu entsprechenden Residualbefunden.
Derzeit ist unklar, ob die Corona-Infektion vor oder nach der Impfung stattgefunden hat und unter Umständen symptomlos verlaufen ist. Eine Zusammenwirkung von Impfung und Corona-Infektion kann also zu Krankheit und Tod beigetragen haben, wobei der Impfung wohl der größere Teil zukommt.
Allerdings fanden sich auch schwere Vorerkrankungen, die das Ableben verursacht haben können, insbesondere eine kardiale Vorschädigung mit einer massiven Herzhypertrophie (1000 g) und stattgehabten Myokardinfarkten.
Trotz dieser Vorerkrankungen ist ein Zusammenhang zwischen den stattgehabten Corona-‚Impfungen' und dem Tod **wahrscheinlich**.

59J / w / 1x Com / 24 **F20**

Todes- und Impfvorgeschichte

Die 59-Jährige verstarb am 21.04.2021 zu Hause im Treppenhaus.
1. Impfung am 28.03.21 mit Comirnaty ER7812, Tod 24 Tage danach
Berichtete COVID-19-Erkrankung im Januar 21 (2 bis 3 Monate vor der Corona-‚Impfung').
Todestag nach Bericht der Tochter: Nach etwa 5 Stunden Gartenarbeit habe sie sich um 21 Uhr hingelegt. Etwa eine halbe Stunde später setzten starke Hustenanfälle ein, mehrmaliges Husten mit etwa 3-minütigen Abständen. Sie bat ihren Ehemann, den Krankenwagen zu rufen. Unter 112 nahm niemand ab. Der Ehemann beschloss, seine Frau ins Krankenhaus zu fahren, jedoch meinte sie, sie schaffe es nicht, die Treppe runterzulaufen. Nachbarin hatte 112 angerufen und war durchgekommen. Nach einem Stock abwärts lehnte sich die 59-Jährige an die Wand und rutschte langsam zu Boden. Mann und Nachbarn leisteten Laienreanimation, bis das Notarztteam vor Ort war. Erklärter Todeszeitpunkt war 23:00 Uhr.
Wegen ungeklärter Todesursache wurde der Leichnam beschlagnahmt und zur Obduktion in die Rechtsmedizin überführt. Eine Öffnung der Toten erfolgte jedoch

nicht, da ein Rechtsmediziner im Rahmen der polizeilichen Leichenschau keinen Anhaltspunkt für das Vorliegen eines Fremdverschuldens sah. In der Folge wurde ein Beerdigungsschein durch die Staatsanwältin ausgestellt.
Mit anwaltlicher Unterstützung haben die Angehörigen eine Obduktion erwirkt.

Obduktion (Pathologie)
Todesursache: Bolusgeschehen mit Aspiration, Nahrungsbestandteile in verschiedenen Bronchialästen vorgefunden.
Es zeigten sich Zeichen einer Koronararteriosklerose und einer globalen Herzinsuffizienz mit akuter Dekompensation und Stauung in Lunge und Leber. Gefäßthromben insbesondere der pulmonalen Gefäße konnten nicht nachgewiesen werden.
Grundleiden:

- Adipositas Grad I
- Steatosis hepatis (Fettleber)
- Chronische Mikroangiopathie der Haut ohne Thromben
- Koronare Herzkrankheit
- Chronische Herzinsuffizienz und Myokardhypertrophie
- Lipomatosis cordis
- Emphysem der Lunge, ggf. als Residium einer durchgemachten Covid-19-Pneumonie

Pathohistologische Zweituntersuchung
Im Herzmuskelgewebe zeigte sich das histopathologische Bild einer **Myokarditis.** Gemeinsam mit dem immunhistochemischen **Nachweis des Spike-Proteins** und den Lymphozytenmarkern (Positivität der CD8-Lymphozyten und CD3-Lymphozyten, negative B-Zellen einschließlich Plasmazellen) ist die Pathogenese der Herzmuskelentzündung mit an Sicherheit grenzender Wahrscheinlichkeit durch die toxische Wirkung des Spike-Proteins auf das Herz ausgelöst worden. Die Lymphozytenmarker weisen auf die Frühphase einer Myokarditis hin mit Positivität der CD8-Lymphozyten und CD3-Lymphozyten sowie Negativität der B-Zellen und Plasmazellen. Daneben fraglich Spike-positive Endothelmarkierungen und deutliche Markierungen der Myofibroblasten der Gefäßwände und der perivaskulären Entzündungszellen.
Aorta mit Texturstörungen, herdförmiger Mediadissektion und bandförmiger Expression von Spike-Protein in Myofibroblasten.
In der Lunge besteht eine **akute interstitielle Pneumonie** mit hyalinen Membranen in den Alveolen als Hinweis auf eine toxische Ursache (z.B. Spike-Protein oder virale RNA). Spike-Expression in Pneumozyten und Endothelien der Kapillaren und in kleineren interstitiellen Blutgefäßen immunhistochemisch nachgewiesen.
In der Milz war eine lymphozytäre Endotheliitis auffällig. Außerdem Spike-Nachweis in einzelnen lymphozytären Zellen, periarteriolär und in der roten Pulpa – was an die Möglichkeit einer Spike-Toxizität denken läßt.
Nukleokapsid war in allen untersuchten Geweben negativ.
Das Spike-Protein könnte prinzipiell auch von einer Corona-Infektion stammen, von einer Covid-19-Erkrankung oder -Infektion im Januar 21 wurde berichtet, also etwa 2 Monate vor der Corona-‚Impfung' und 3 Monate vor dem Tod. Allerdings war

immunhistochemisch kein Nukleokapsid nachweisbar, welches nach einer Virusinfektion in den gleichen Mengen vorhanden sein sollte wie das Spike-Protein. Wir gehen also davon aus, dass der Nachweis der S1-Untereinheit des Spike-Proteins im Lungen- und im Milz-Gewebe Folge der Corona-Impfung und nicht der berichteten Covid-19-Infektion war. Die pathohistologischen Befunde belegen einen Corona-Impfschaden, wobei schwere Schäden an Herz und Lunge sich addieren.
Der Tod wurde durch die Corona-‚Impfung‘ **mit an Sicherheit grenzender Wahrscheinlichkeit** mitverursacht. Höchstwahrscheinlich war diese sogar alleinursächlich.

85J / m / 1x Com / 43 **F21**

Todes- und Impfvorgeschichte

Der 85-Jährige verstarb am 08.09.2021 im Krankenhaus.
1. Impfung am 27.07.21 mit Comirnaty 1D020A, Tod 43 Tage danach
Keine weitere Impfung, da er am 20.8. einen Schlaganfall (Ischämie im Stromgebiet der A. cerebri media links) erlitt und am 23.8. ins Krankenhaus kam. Hierbei wurde auch eine akute myeloische Leukämie (AML) diagnostiziert.

Medizinische Vorgeschichte

Diabetes mellitus Typ 2

Obduktion (Pathologie)

Todesursache: Herzversagen bei rezidivierenden Myokardinfarkten, periphere Lungenarterienembolie.
Herzhypertrophie (605 g), ausgeprägte allgemeine Atherosklerose und Koronarsklerose (RIVA bis 75 %). Myokardinfarkt der Vorderwand mit Einbeziehung der Papillarmuskel (3,7 x 2,2 cm) und der Hinterwand.
Histologie: Teilweise Myokardfibrose entsprechend einem alten, jetzt rezidivierten Infarkt. Dehnung der Herzklappen. Schwere chronische, vernarbte Perikarditis. Periphere Lungenarterienembolien mit Nachweis von Thromben im Plexus prostaticus, höchstwahrscheinlich hier der Embolieausgang.
Nebenbefundlich bekannte AML mit entsprechendem Knochenmark (60 % blastäre Zellen).

Pathohistologische Zweituntersuchung

Fast **generalisierte lymphozytäre Vaskulitis**. Lymphozytäre Infiltrate in der Lunge und der Prostata. Im Gehirn perivaskuläre Lymphozyten. Nicht-infarktbedingte **Perikarditis** mit ausgeprägten lymphozytären Infiltrationen. **Pulmonalarterienthromben**, die eher lokal bedingt sind unter dem Bild eines Behçet Syndroms.
Todesursache war wohl Herzversagen eines infarktbedingt vorgeschädigten Herzens bei Widerstandserhöhung in der Lungenstrombahn mit sekundärer Rechtherzbelastung.
Aufgrund der deutlichen Spike-Expression in den entzündlichen Zellen der Perikarditis und fraglicher Spike-Expression in den lymphozytären Zellen der Milz ist ein Zusammenhang des Todes mit der Impfung **wahrscheinlich** im Sinne einer Corona-‚impf‘-induzierten Perimyokarditis.

F24

81J / w / 3x UNBEK / 281, 260, 17

Todes- und Impfvorgeschichte

Die 81-Jährige verstarb am 06.12.2021 nach Einlieferung in die Notfallambulanz nach Herz-Kreislaufstillstand.

1. Impfung am 28.02.21 mit UNBEK, Tod 281 Tage danach
2. Impfung am 21.03.21 mit UNBEK, Tod 260 Tage danach
3. Impfung am 19.11.21 mit UNBEK, Tod 17 Tage danach

Einlieferung intubiert und beatmet, nachdem sie zu Hause kollabiert war und zunächst laienreanimiert wurde. Herz-/Kreislaufstillstand bei bekannter sklerotischer Kardiomyopathie mit hochgradiger Rechtsherzdekompensation.

Bekanntes vorbestehendes ‚Sick-sinus-Syndrom' mit chronischem Vorhofflimmern und Rechtsschenkelblock sowie arterieller Hypertonie, Asthma bronchiale und Z.n. Fraktur des Trochanter am Hüftgelenk im Juli. Z.n. Einnahme von Pradaxa (Dabigatran – moderner Gerinnungshemmer als Alternative zu Marcumar) zur Therapie bei Vorhofflimmern. Dieses wurde wegen Anämie abgesetzt.

Obduktion (Pathologie)

Todesursache: Frische myokardiale Ischämie.

Allgemeine Arteriosklerose, stenosierende Koronarsklerose, frische myokardiale Ischämie der Innenschicht des linken Ventrikels, Dilatation aller Herzhöhlen, Lungenstauung und Ödem, Bauchorganstauung, Pleuraergüsse beidseits, Aszites.

Pathohistologische Zweituntersuchung

Mikroangiopathie überwiegend im Herzmuskel mit **lymphozytärer Peri- und Myokarditis**. Lymphozytäre Infiltrate in der Lunge und **Zwiebelschalenarteriolitis in der Milz**. Im Hinblick auf die Gefäßveränderungen im Herzmuskel dürften auch ähnliche Veränderungen der Hirngefäße vorgelegen haben. Hierzu liegen keine Präparate vor.

Von der Milz war ein in Paraffin eingebettetes Gewebeasservat vorhanden. Hiervon konnten wir immunhistochemische Untersuchungen auf das Spike-Protein durchführen. Es fanden sich zytoplasmatische und perinukleäre Markierungen einzelner lymphoider Zellen. Endothel und abgeschilferte Endothelien waren ebenfalls positiv. Weitere Gewebeasservate für immunhistochemische Zusatzuntersuchungen lagen nicht vor.

Die Epi-Myokarditis für sich allein spricht schon für einen ursächlichen Zusammenhang mit der 3-fachen Corona-‚Impfung'. Dieser Zusammenhang wird bestätigt durch den positiven Nachweis von Spike-Protein in Gefäßendothelien und lymphoiden Zellen der Milz.

Es besteht **mit an Sicherheit grenzender Wahrscheinlichkeit** ein Zusammenhang zwischen den Corona-‚Impfungen' und dem Tod.

F28

63J / m / 1x Com / 36

Todes- und Impfvorgeschichte

Der 63-Jährige verstarb am 26.02.2022.

1. Impfung am 21.01.22 mit Comirnaty FH0161, Tod 36 Tage danach

Obduktion (Pathologie)

Todesursache: Frischer Myokardinfarkt in der Hinterwand des linken Ventrikels bei vorbestehender allgemeiner Atherorsklerose und stenosierender Koronarsklerose. Myokardschwielen im linken Ventrikel, lymphozytäre Vaskulitis der A. coronaria dextra in der Histologie, Hypertrophie der linken und rechten Herzkammer, Dilatation aller Herzhöhlen, akute Lungenstauung, Stauung der parenchymatösen Bauchorgane, Fettleber und Fettleberhepatitis.

Histologie: Myokard des linken Ventrikels mit Schwielen und frischem Myokardinfarkt. Ausgeprägte Coronarsklerose und lymphozytäre Arteriitis der Arteria coronaria dextra und der Vasa vasorum. Fettleber und Fettleberhepatitis – sowohl nutritiv-toxische Genese als auch non-alkoholische Steatohepatitis möglich.

Pathohistologische Zweituntersuchung

In mehreren Organen fanden sich typische impfassoziierte Veränderungen: **Lymphozytäre Infiltrate** in der Lunge. In der Milz Zwiebelschalenarteriitis und ortsfremdes Material. Typische **Endotheliitis** kleiner Gefäße auch im Gehirn (Striatum) mit Hämosiderose.

Vorbestehend Atherosklerose, Koronarsklerose und ausgedehnte Herzmuskelschwielen. Jedoch frische Mediadissektion und Perikoronitis, amyloidartige Polsterbildungen in kleinen Arteriolen. Vereinzelte frische Herzmuskelnekrosen. Bei vorbestehender Atherosklerose und alten Herzinfarkten dürfte das finale Herzversagen durch die zusätzlichen frischen Gefäßveränderungen nach der Corona-‚Impfung' bedingt sein. In der Gefäßwand der Koronararterie im Bereich der Dissektion waren immunhistochemisch Spike-Markierungen sichtbar.

Ein Zusammenhang des Todesgeschehens mit der zuvor stattgehabten Corona-‚Impfung' ist **wahrscheinlich**.

F29

86J / w / 2x Com / 344, 302

Todes- und Impfvorgeschichte

Die 86-jährige Frau sah sich selbst bis zu den Impfungen für ihr Alter als ziemlich fit an. Die Angehörigen bestätigten dies. Kurz nach den Impfungen setzte die unten geschilderte Sequenz der zum Tode führenden Erkrankungen ein. Tod am 14.12.2021.

1. Impfung am 04.01.21 mit Comirnaty, Chargennummer unbekannt, Tod 344 Tage danach

2. Impfung am 15.02.21 mit Comirnaty, Chargennummer unbekannt, Tod 302 Tage danach

Im März 21 wurde ein mittelgradig differenziertes Adenokarzinom abgetragen, Sigmadivertikulose. Von der geplanten Hemikolektomie im April 21 wurde abgesehen, da die Kolonschleimhaut in der Koloskopie unauffällig war.

Im Mai 21 wurde eine Thrombose im Fuß ohne Hinweise auf Thrombosen in der oberen Körperhälfte festgestellt.
Im Juni 21 wurde eine Belastungsdyspnoe bei allgemeiner Schwäche und Bronchitis/ Alveolitis diagnostiziert. Zudem eine mittelgradige Mitralklappeninsuffizienz und ein kompletter Linksschenkelblock.
Im Oktober 21 erfolgte die stationäre Behandlung einer Lungenarterienembolie mit Infarktpneumonie und mehreren blutenden Ulcera im Duodenum. In der Echokardiographie wurde eine hypertrophierte Herzerkrankung mit normaler linksventrikulärer Pumpfunktion diagnostiziert. Bei Aufnahme war die 86-Jährige in reduziertem Allgemeinzustand.
Im November 21 wurde eine komplizierte Blasenentzündung mit E. coli und eine unklare Raumforderung in der Blase mit rezidivierenden Blutungen diagnostiziert bei gleichzeitiger Apixaban-Antikoagulation nach der Lungenembolie im Vormonat.
Im Dezember wurde die 86-Jährige als multimorbide Patientin bis zu ihrem Tod am 14.12.21 stationär versorgt.

Obduktion (Rechtsmedizin)
Zierliche weibliche Leiche: 155 cm, 49 kg.
Todesursache: Respirationsversagen bei fortgeschrittener Lungenentzündung.
Die Blasenschleimhaut war infolge der chronischen komplizierten Blasenentzündung verdickt, nicht tumorös, vermutlich infolge eines chronischen Harnverhalts. Dickdarmdivertikel, kein tumoröses Geschehen sichtbar.

Pathohistologische Zweituntersuchung
Es fand sich eine Reihe von typischen impfassoziierten Gefäßwandveränderungen, insbesondere **Endotheliitis, Medianekrose von Arterien, Amyloidablagerungen** in Gefäßwänden und eine ältere Media-Einblutung in mittelgroßen Hirngefäßen. In der Milz fanden sich hyaline Wandverquellungen in Arteriolen, Zwiebelschalenphänomen sowie massive Einblutungen an Gefäßwandschäden.
Immunhistochemisch fanden sich schwache Spike-Protein-Markierungen in den Myozyten des Herzens und im Gehirn. Da die letzte Corona-Impfung 302 Tage vor dem Tod erfolgte, ist es auch denkbar, dass eine zusätzliche Spike-Protein-Exposition durch eine Covid-19-Infektion zwischen der letzten Impfung und dem Tod stattgefunden hat. Diese könnte die schwach positive immunhistochemische Nukleokapsid-Markierung in den Myozyten des Herzens erklären.
Als wesentliche Todesursache sind entzündliche Infiltrate im Herzmuskel mit einer ausgeprägten Entzündung des Perikards zu sehen. Letzte direkte Todesursache dürfte die beginnende granulozytäre Pneumonie gewesen sein.
In keinem der Organe wurden ortsfremde Materialien gefunden.
Die Corona-‚Impfung‘ hat **mit an Sicherheit grenzender Wahrscheinlichkeit** bei der zum Tode führenden Pathogenese eine entscheidende Rolle gespielt.

39J / m / 3x Com / 357, 336, 56 **F30**

Todes- und Impfvorgeschichte

Der 39-Jährige verstarb am 10.01.2021 plötzlich und unerwartet.

1. Impfung am 18.01.21 mit Comirnaty EJ6769, Tod 357 Tage danach
2. Impfung am 08.02.21 mit Comirnaty EJ6134, Tod 336 Tage danach
3. Impfung am 15.11.21 mit Comirnaty SH0161, Tod 56 Tage danach

Die ersten 2 Impfungen wurden von einem Hausarzt, die 3. Impfung in einer Impfstraße verabreicht. Er war nach den Impfungen stets (zumindest 2x) kränklich mit Fieber und Erschöpfungszustand.

Keine ernsthaften Vorerkrankungen. Nach Berichten der Schwester glücklich verheiratet, 3-facher Familienvater von Kindern im Alter von 3, 5 und 8 Jahren, Geschäftsführer und Inhaber einer Firma mit über 50 Mitarbeitern, pflegte auch seine Freundschaften und schaffte es mit einer Leichtigkeit, seine Lebensziele erfolgreich umzusetzen. In den letzten Monaten klagte er nach Anstrengungen beim Sport (Fußball, Tennis, Mountainbiken) gelegentlich über Kopfschmerzen, manchmal Verspannungen im Nacken. Als Kleinkind hatte er Fieberkrämpfe.

Obduktion (Pathologie)

Todesursache: Hirninfarkt.

- Erweichung rechter Schläfenlappen – makroskopisch Infarkt
- Entzündung der Trachea und der Speiseröhre
- Blutstau innerer Organe
- Lungenödem
- Erhöhte Brüchigkeit Lungenflügel

Pathohistologische Zweituntersuchung

Ausgeprägte Gefäßveränderungen wie Medianekrose, Aufsplitterung, Perivaskulitis und Endotheliitis sowie hyaline Wandablagerungen, wahrscheinlich Amyloid. Die Gefäßwände der Milz zeigten ein Zwiebelschalenmuster auf.

Auch fanden sich in der Milz sowie in Leber und im Myokard teils freiliegende, teils vakuoläre **bräunliche, granuläre, stäbchenförmige Ablagerungen** unbekannter Herkunft.

Lymphozytäre Infiltrate fanden sich in den Lungen sowie in der Schilddrüse mit dem Bild einer Hashimoto-**Thyreoiditis**. Geringe lymphozytäre **Myokarditis,** vorwiegend rechts.

Gefäßveränderungen vor allem auch im Gehirn mit Aufsplitterung lymphozytärer Entzündungen und herdförmiger Hämosiderose. Diese Veränderungen passen zum Obduktionsbefund eines **Hirninfarktes.**

Ein Zusammenhang des Todes mit der zuvor stattgehabten 3-fachen Corona-‚Impfung' ist **mit an Sicherheit grenzender Wahrscheinlichkeit** gegeben, zumal keine anderen schwerwiegenden Organveränderungen gefunden wurden, die für eine alternative Todesursache sprechen könnten. Dies wird bestätigt durch den exquisit positiven Spike-Protein-Nachweis in den geschädigten Organstrukturen, insbesondere der Aorta.

F31

56J / m / 1x UNBEK, 1x Com / 45, 20

Todes- und Impfvorgeschichte

Der 56-Jährige verstarb am 13.02.2022.

1. Impfung am 30.12.21 mit UNBEK , Tod 45 Tage danach

2. Impfung am 24.01.21 mit Comirnaty (Chargennummer läßt sich dem Ausdruck des digitalen Covid-Zertifikats der EU nicht entnehmen), Tod 20 Tage danach

Seit 07.02.22 Unwohlsein, Blässe und Kraftlosigkeit. Am 12.02.22 Notfalleinlieferung mit akutem Koronarsyndrom. ST Hebung, Myokardinfarkt. Notfallmäßiger Herzkathetereingriff mit Drahtrekanalisation und Thrombaspiration der proximalen rechten Koronararterie, Stenteinlage in medialer und distaler Rechter Koronararterie und Direktstenteinlage in proximaler Rechter Koronararterie. Verschlechterung (Verwirrung, kardiorespiratorische Dekompensation). Transösophageale Echokardiographie zeigt infarktbedingte Septumruptur und inferobasale Aneurysmabildung. Oxygenierung durch ECMO Therapie. Gegen Mitternacht kardiorespiratorische Verschlechterung, therapierefraktäres Kammerflimmern und Tod. In der transösophagealen Echokardiographie zur Ursachenabklärung zeigte sich eine freie Aortenklappeninsuffizienz sowie eine Dissektion der Aorta.

Obduktion (Pathologie)

Todesursache: Kardiogener Schock in Folge Aortendissektion im aufsteigenden Teil (Stanford Typ A) mit Perikardtamponade. Vorausgegangen war ein akuter Myokardinfarkt mit ST-Hebung und ein hämodynamisch kritischer Ventrikelseptumdefekt. Leicht adipöse (BMI 25,7) männliche Leiche. Als Anzeichen für Grundleiden findet sich eine allgemeine Atherosklerose mit hochgradiger Koronarsklerose (Stent im Hauptast der rechten Koronararterie) bei Rechtsversorgertyp. Diffuse Fibrosezonen im linken Myokard als Zeichen einer chronisch-ischämischen Herzerkrankung. Hypertensive Herzerkrankung mit ausgeprägter Linksherzhypertrophie, Zeichen eines Lungenhypertonus mit stark dilatierter rechter Herzkammer, Zeichen chronischer Leber- und Milzstauung. Lungenemphysem, Anthrakose.

Geringradige reaktive Lymphadenopathie im Bereich der linken Axilla.

Obduzent meldete diesen Fall ans Paul-Ehrlich-Institut als möglichen Verdachtsfall auf Impfkomplikation nach Infektionsschutzgesetz.

Pathohistologische Zweituntersuchung

Die histologischen Organ- und Gewebeveränderungen sind insgesamt mit impfassoziierten Schäden vereinbar. Der Nachweis von Spike-Proteinen in der Wand von Koronararterien bei vorbestehender Atherosklerose und ausgeprägter Dissektion mit entzündlicher Reaktion spricht dafür, dass bereits der ohne Zweifel vorhandene Herzinfarkt durch die **Spike-Protein-induzierten Koronararterienläsionen** bedingt war. Der Herzinfarkt wurde klinisch behandelt und überlebt. Die unmittelbare Todesursache war, wie bereits bei der Erstobduktion festgestellt, eine Aortendissektion mit Ruptur und Verblutung.

Die erhebliche entzündliche Reaktion im Dissektionsgebiet wäre mit einer idiopathischen mikrozystischen Medianekrose nicht vereinbar, ebenso wenig mit einem atherosklerotisch bedingten Gefäßschaden.

Das Schädigungsmuster der Aorta und der Koronararterie entspricht Veränderungen nach Intoxikation (z.B. Lathyrismus). Tatsächlich konnte das toxische Spike-Protein, welches Corona-impfinduziert ist, selektiv in geschädigten Aortaabschnitten mit Dissektion und Ruptur nachgewiesen werden.
Damit muss die todesursächliche Verblutung nach Aortenruptur eindeutig als Impffolge eingestuft werden. Ein Zusammenhang zwischen den beiden stattgehabten Corona-‚Impfungen' und dem Todesgeschehen besteht somit **mit an Sicherheit grenzender Wahrscheinlichkeit**.

79J / m / 2x Com / 144, 108 **F34**

Todes- und Impfvorgeschichte

Der 79-Jährige verstarb am 30.10.2021 nach 6 Tagen im Krankenhaus, in das er aufgrund rezidivierender Stürze eingewiesen worden war.
1. Impfung am 08.06.21 mit Comirnaty 1D018A, Tod 144 Tage danach
2. Impfung am 14.07.21 mit Comirnaty 1E029A, Tod 108 Tage danach
Nach Angaben des Schwiegersohns hatte der 79-Jährige die 1. Impfung noch einigermaßen ohne Probleme überstanden. Jedoch traten zwei Wochen nach der 2. Impfung im Juli 21 Zittern der Hände und Gedächtnisschwäche auf. Ende September, Anfang Oktober ist er innerhalb von 2 Wochen 4-mal „wie vom Blitz getroffen", ohne jegliche Abwehrreaktion, hingefallen (immer auf den Hinterkopf). Mitte Oktober fing er dann an, Sachen zu sehen, die gar nicht da waren. „Er hat sich immer wieder die Sachen vom Leib gerissen, weil ihm angeblich so heiß war."
Der letzte Krankenhausaufenthalt war vom 24.10.21 bis zum Todestag, dem 30.10.
Notarzteinweisung wegen rezidivierender Stürze, zuletzt 10 Tage zuvor (13.10.) auf den Hinterkopf mit okzipitaler Platzwunde, die chirurgisch versorgt wurde. In den 2 Wochen davor habe sich die Fallneigung stark verschlimmert, einhergehend mit Wesensveränderungen und Verschlechterung des Allgemeinzustandes. Offenbar hatte der 79-Jährige tagelang nur noch gelegen und sich dabei einen Sakraldekubitus zugezogen.
Bei Aufnahme war er desorientiert, somnolent mit Tremor und Vigilanzminderung. Bildgebend wurden Sinusthrombose, Basilaristhrombose oder Hirnischämie ausgeschlossen. Generalisierte Hirnatrophie mit mäßigen mikroangiopathischen Veränderungen im MRT.
Drei Tage vor dem Ableben wurde eine Cheyne-Stokes-Atmung berichtet. Im Verlauf entwickelte er Fieber und weitere Verschlechterung des Allgemeinzustandes. Es wurde eine empirische Behandlung auf Meningitis/Encephalitis mit Ceftriaxon, Ampicillin und Aciclovir durchgeführt. In der Lumbalpunktion fanden sich lediglich „leichte Schrankenfunktionsstörungszeichen". Blut- und Urinkulturen blieben steril.
Am 30.10.2021 abends verstorben.

- EKG: Sinusrhythmus, überdrehter Linkstyp, linksanteriorer Hemiblock
- SARS-CoV-2-PCR: 2-mal negativ
- Blutbild: Makrozytäre Anämie (Hb 6.0 mmol/l, MCV 110 fl, Erythrozyten 3.00 Tpt/l)
- Entzündungszeichen (Leukozyten und CRP erhöht)
- Elektrolytentgleisung (Hypernatriämie, Hypokalzämie, Kreatinin und Harnstoff erhöht, Harnsäure erhöht)

Obduktion (Pathologie)
Todesursache: Herzversagen bei vorbestehender Atherosklerose und Covid-19-Infektion mit respiratorischer Insuffizienz (SARS-CoV-2-PCR aus Lungenabstrich jedoch negativ).
Bei der Autopsie fand sich ein dekompenisertes Cor pulmonale, eine abszedierende hypostatische Pneumonie bei vorbestehender chronischer Emphysembronchitis. *S. aureus* und *C. albicans* im Lungenabstrich.
Infizierter Sakraldekubitus mit schwärzlicher Verfärbung. Druckulkus li. Ferse. Karies profunda mit kutaner Fistel. Generalisierte Osteoporose, Balkenblase bei Prostatahyperplasie. Kolondivertikulose mit Divertikulitis. Rezidivierende Harnwegsinfekte.

Pathohistologische Zweituntersuchung
Es finden sich deutliche Veränderungen an kleinen und größeren Blutgefäßen im Herzmuskel und an Kapillaren im Gehirn, die auf eine Impfschädigung hinweisen.
Als unmittelbare Todesursache muss die **abszedierte Herdpneumonie** angesehen werden, wobei jedoch die sehr ausgeprägten, offensichtlich **Corona-‚impf'-induzierten Organschäden im Herzen**, in den Gefäßen und im Gehirn einen wesentlichen Beitrag zum Todesgeschehen leisteten.
Dies wird bestätigt durch die herdförmige Spike-Expression in myofibroblastären Zellen der äußeren Koronararterienwand.
Ein Zusammenhang des Todes mit den stattgehabten Corona-Impfungen wurde somit als **wahrscheinlich** angesehen.

F42

84J / w / 1x Johnson, 1x UNBEK / 259, 17-33
Todes- und Impfvorgeschichte
Am 23.02.2022 wurde die 84-Jährige zu Hause tot aufgefunden, zwei Wochen nachdem sie aus dem Krankenhaus kam, in das sie aufgrund einer Gesichtsgürtelrose gegangen war.
Auf dem Smartphone wurde ein digitales Impfzertifikat gefunden:
1. Impfung am 09.06.21 mit Johnson, Chargennummer unbekannt – allerdings zweifelt der Sohn die Echtheit an, da die Frau sich eigentlich nicht impfen lassen wollte
2. Impfung mit UNBEK, potentieller Impfzeitraum: 22.01. bis 07.02.22 (Krankenhausaufenthalt)
Im Februar hatte die 84-Jährige eine Gesichtsgürtelrose und wurde im Krankenhaus behandelt. Dort war sie zeitweilig sehr verwirrt und sagte, dass sie dort neben Tabletten auch eine Injektion erhalten habe. Nach 10 Tagen im Krankenhaus in Isolation wurde sie positiv auf Corona getestet, vollständig symptomlos. Im Krankenhausbericht ist von einer Corona-Impfung keine Rede, jedoch hegen Angehörige den Verdacht, dass sie dennoch geimpft wurde. Nach ihrer Entlassung besserte sich der Restbefund der Zosterinfektion zunehmend und sie wurde wieder kräftiger.

Obduktion (Pathologie)
Todesursache: Kardiales Versagen bei Perikardtamponade durch hämorrhagischen Perikarderguss.

Herkunft der Perikardeinblutung etwas unklar. Keine Myokardruptur, keine größere Endothelläsion der Aorta. Adventitia der Aorta ascendens und descendens ist ab Aortenklappe auf einer Strecke von ca. 25 cm diffus eingeblutet.
Des Weiteren tiefe Beinvenenthrombose über 10 cm. Keine Lungenembolie nachweisbar.

Pathohistologische Zweituntersuchung
Der immunhistochemische Nachweis des **Spike-Proteins in der Gefäßwand der Aorta** in beiden Aortenpräparaten bei negativer Immunhistochemie auf das Nukleokapsid spricht dafür, dass eine oder mehrere Corona-,Impfungen' stattgefunden haben.
Aufgrund der Befunde an der Aorta muss man davon ausgehen, dass es zu einer Dissektion an der Aorta gekommen ist mit bei der Obduktion makroskopisch sichtbarer Einblutung in die Aortenwand sowie Übergreifen und Einblutung in den Herzbeutel. Ursache für die Aortendissektion ist offensichtlich eine erhebliche Entzündung im Intimabereich ohne nennenswerte atheromatöse Beete sowie eine Dissektion im tiefen Mediabereich bei Medianekrose und beginnender entzündlicher Infiltration.
Derartige Läsionen der großen Gefäße finden sich typischerweise nach Corona-,Impfungen', wobei offenbar das Spike-Protein elastische Lamellen zerstört. Diese ursächliche Verknüpfung wird durch den immunhistologischen Nachweis des Spike-Proteins in den Läsionszonen der Aorta untermauert.
Die ursächliche Verknüpfung einer oder mehrerer stattgehabter ,Corona'-Impfungen mit der tödlichen Blutung in die Aortenwand und den Herzbeutel ist somit **mit an Sicherheit grenzender Wahrscheinlichkeit** gegeben.

29J / m / 2x Com / 97, 67 **F46**

Todes- und Impfvorgeschichte
Der zuvor gesunde 29-Jährige verstarb am 05.02.2022 plötzlich und unerwartet beim Training in einem Fitnessstudio.
1. Impfung am 31.10.21 mit Comirnaty FF2834, Tod 97 Tage danach
2. Impfung am 30.11.21 mit Comirnaty FK6303, Tod 67 Tage danach
Obduktion (Pathologie)
Todesursache: Ausgeprägte flächige Hämorrhagien in der Lunge intraalveolär. In einem Schnitt findet sich ein großes lymphozytäres Infiltrat. Bild passend zu einem Goodpasture Syndrom.

Pathohistologische Zweituntersuchung
Es fanden sich ausgedehnte Corona-,impf'-typische **Gefäßschäden mit zystischer Medianekrose in Aorta und Arterien**. In kleineren Gefäßen auch des Gehirns fand sich eine **Endotheliitis**, diese war teilweise obliterierend. Die Myokardnarben bei fehlender Arteriosklerose/Koronarsklerose dürften wenige Monate alt sein und können bereits **Myokarditisnarben** und somit Impffolge sein (die 1. Corona-,Impfung' erfolgte etwas mehr als 3 Monate vor dem plötzlichen und unerwarteten Tod; hierauf folgte noch die 2. ,Impfung' etwas mehr als 2 Monate vor dem Tod).

Als unmittelbare Todesursache wurden die akut aufgetretenen, ausgedehnten, frischen **alveolären Hämorrhagien** bestätigt.
Da nur histologische Schnittpräparate vorlagen, jedoch keine Asservate, um weitere Schnitte anzufertigen, konnten keine weiteren immunhistochemischen Untersuchungen durchgeführt werden. Insbesondere die immunhistochemischen Untersuchungen auf das ‚Spike-Protein' wären für die Bestätigung, ob die stattgehabten Corona-Impfungen zu den beschriebenen Gewebe- und Gefäßschäden geführt haben, von Interesse.
Allerdings entspricht insbesondere das pathohistomorphologische Bild der entzündlichen Gefäßveränderungen dem, welches die untersuchenden Pathologen Burkhardt und Lang immer wieder bei nach Corona-‚Impfungen' Verstorbenen sahen.
Auch unabhängig von einem immunhistochemischen Spike-Nachweis besteht angesichts der Corona-‚impf'-typischen Gefäßläsionen (die sich auch in der Lunge fanden) ein Zusammenhang des Todes mit den stattgehabten Impfungen **mit an Sicherheit grenzender Wahrscheinlichkeit**.

F47

51J / m / 2x Com, 1x Mod / 262, 220, 40
Todes- und Impfvorgeschichte
Am Morgen des 23.01.2022 brach der 51-Jährige zusammen, war erst noch ansprechbar, jedoch bei Eintreffen des Notarztes bereits bewusstlos; die Wiederbelebungsversuche blieben erfolglos. Keine bekannten Vorerkrankungen.
1. Impfung am 06.05.21 mit Comirnaty ET3045, Tod 262 Tage danach
2. Impfung am 17.06.21 mit Comirnaty 1D017A, Tod 220 Tage danach
3. Impfung am 14.12.21 mit Moderna 042G21A, Tod 40 Tage danach
Ende Oktober 21 traten Schmerzen in der rechten Schulter auf, die sich immer mehr Richtung Brustwirbel zogen. Nach der „Boosterimpfung" im Dezember kam es zu Herzbeklemmungen und Atemnot. Am 17.01.22 wurde vom Arzt Physiotherapie verschrieben.

Obduktion (Rechtsmedizin)
Todesursache: Plötzlich auftretende Herzrhythmusstörungen bei erheblicher lichtungseinengender Verkalkung der Herzkranzschlagadern auf natürliche Weise.
Hauptbefund: Hochgradige Herzkranzschlagaderverkalkung mit subtotaler Einengung des absteigenden Astes der linken Herzkranzschlagader durch Kalkbeete sowie teilorganisiertes Gerinnselmaterial. Diese Herzkranzschlagaderverkalkung hatte in der Vergangenheit bereits zu Herzmuskelzelluntergängen im Sinne kleiner Herzinfarkte geführt, die sich als kleinflächige Vernarbungen innerhalb der Muskulatur darstellten. Die anamnestisch berichteten Schmerzen zwischen den Schulterblättern lassen sich angesichts der Obduktionsbefunde als Angina pectoris-Schmerzen deuten.

Pathohistologische Zweituntersuchung
Nur mäßige allgemeine Atherosklerose, aber ausgeprägte, verkalkende **atheromatöse Koronarsklerose mit Wanddissektion und Perivaskulitis**. Ausgedehnte alte Herzmuskelnarben, daneben frischere, in Organisation befindliche Nekroseherde. Peri-

phere **Lungenembolien** durch ortsfremdes Material und kleiner Lungeninfarkt. Tod wahrscheinlich durch rezidivierende Herzinfarkte bei entzündlichen Koronararterienläsionen sowie peripheren Lungeninfarkten und -embolien. Wie schon zuvor häufig bei nach Corona-‚Impfungen' Verstorbenen wurden teils freiliegende, teils **vakuoläre, schwarz-braune, kristalline Partikel in Pankreas, Lunge und Herz** gefunden.
Die gefäßentzündlichen lymphozytären Erscheinungen der Koronararterien zeigen das uns inzwischen vertraute pathohistologische Bild einer Corona-‚impf'-induzierten Gefäßentzündung. Allerdings ist in Herzschnitten kein immunhistochemischer Spike- Nachweis gelungen. Im Großhirn fanden sich immunhistochemisch schwache Spike-Markierungen endothelialer Zellen kleiner Gefäße, in der Lunge fanden sich vereinzelt zytoplasmatisch granuläre Spike-Markierungen.
Anzeichen für **Vaskulitis** fanden sich im Hirnbereich mit älteren Mikroblutungen (Hämosiderose).
Ein Zusammenhang des Todesgeschehen mit der Impfung erscheint **sehr wahrscheinlich**.

56J / m / 3x Mod / 336, 296, 104 **F49**
Todes- und Impfvorgeschichte
1. Impfung am 15.04.21 mit Moderna 3001651, Tod 336 Tage danach
2. Impfung am 25.05.21 mit Moderna 3002334, Tod 296 Tage danach
3. Impfung am 03.12.21 mit Moderna 3005690, Tod 104 Tage danach
Nach Berichten der Ehefrau trat nach der 1. Impfung ein ‚Impfarm' auf, der auch im Schlaf schmerzte. Nach der 2. Impfung fiel ihr, auch auf Fotos, zunehmende Blässe auf, und er „sah krank aus". Nach dem Sommerurlaub sei es ihm ganz schlecht gegangen, und am 6. September ging er zum Arzt, wo ein hoher Blutdruck diagnostiziert und er mit Blutdrucksenkern behandelt wurde:

- BiPreterax (ACE-Hemmer)
- Viacorind (Perindopril, Amlodipin und Indapamid)
- Lercanidipin-Omniapharm

Langzeitblutdruckmessungen wurden durchgeführt, Spitzen systolisch ca. 180 mmHg. Allmähliche Besserung und Einstellung. Der Patient war starker Raucher und hatte deshalb besonders Angst vor Corona.
Am Todestag (17.03.22) hatte er morgens plötzlich Brustschmerzen. Danach Arztbesuch (Behandlung einer Handverletzung). Um 15:20 Uhr fand die Ehefrau ihren Mann auf der Terrassenbank mit dem Oberkörper nach links über der Banklehne hängend, Kopf blau, Hände blau. Reanimationsversuche blieben erfolglos.

Obduktion (Rechtsmedizin)
„Todesart natürlicher Tod."
Todesursache: Bei der Obduktion fand sich ein aufgebrochenes Atherombeet im umschlingenden Ast der linken Kranzschlagader. Makroskopisch war das Lumen hier nahezu verschlossen, zumindest hochgradig verengt. Es zeigt sich das Bild eines akuten Myokardinfarkts.

Pathohistologische Zweituntersuchung
Die Koronararterienveränderungen machen einen akuten Infarkt plausibel, jedoch fand sich nicht das Bild eines klassischen Herzinfarkts im Myokardgewebe. Wenn der Koronarverschluss todesursächlich war, führte dies zu einem raschen Tod (Sekundenherztod) ohne morphologisch sichtbare, sich intravital einstellende, ischämische Schäden im Myokardgewebe. Eine **Entzündung einer Gefäßinnenwand** führte zu einer ‚Polsterbildung' nach innen mit Verengung des Gefäßlumens. Zudem erhöhte sich in entzündeten Gefäßen das Risiko der Thrombenbildung. Das inzwischen vielfach beschriebene ‚Sudden Adult Death'-Syndrom kann durch einen derart entstehenden Akutverschluss eines Koronargefäßes ausgelöst werden.
Wir konnten in den Koronagefäßen Corona-‚impf'-folgentypische **lymphozytäre Entzündungen** sehen, und der immunhistochemische **Nachweis des Spike-Proteins** in den Myofibroblasten der Koronararterienwand und ihrer Äste spricht für einen impftoxischen Gefäßschaden an vital wichtiger Stelle.
Der Tod steht somit **mit an Sicherheit grenzender Wahrscheinlichkeit** im Zusammenhang mit den 3 stattgehabten Corona-‚Impfungen'.

F56

85J / m / 1x Com / 59
Todes- und Impfvorgeschichte
Der 85-Jährige verstarb in der Nacht des 18.10.2021 im Beisein des Sohnes in einem Universitätsklinikum.
1. Impfung am 20.08.21 mit Comirnaty SCKX7, Tod 59 Tage danach
Der 85-Jährige hatte grauen Star und wollte sich Anfang September 21 am Auge operieren lassen. Bei einem Besuch der Hausärztin am 20.08.21 zwecks präoperativer Untersuchungen drängte diese ihn, eine Corana-Impfung zu akzeptieren, da sonst keine Augen-OP möglich sei.
Sieben Tage nach der Impfung (am 27.08.) stellten sich nachts Bewegungsunfähigkeit und starke Schmerzen ein. Am Folgetag diagnostizierte die Notärztin einen Harnwegsinfekt mit Harnverhalt und vermutete eine Nierenkolik. Die Behandlung mit starken Schmerzmitteln und einem Antibiotikum führte zu Linderung.
Am 30.08.21: Krankenhaus: Dort Abführmittel, zweifacher Sturz zu Boden.
Am 08.09.21: Krankenhaus für Wirbelsäulen-OP: Hohe Entzündungsparameter und Anzeichen eines Nierenversagens; Plasmozytomverdacht.
Am 24.09.21: Uniklinik: Kein Plasmozytom, Nierenbiopsie.
Am 02.10.21: Dialyse: Unter Dialyse Verschlechterung des Allgemeinzustandes mit Wassereinlagerung und zunehmende Verwirrung. Zusätzlich Lungenentzündung. CMV-Virus-Diagnose.
Oberarzt holte Angehörigeneinwilligung für eine Publikation des Falls als Corona-Impffolge ein. Die Publikation wurde jedoch nicht eingereicht.

Medizinische Vorgeschichte
Der 85-Jährige litt seit Jahren an einer Polymyalgia rheumatica, hatte bereits drei Schlaganfälle (1x 1997 und 2x 2011), erhielt 2016 einen Herzschrittmacher und wurde 2021 aufgrund einer Gefäßverengung in den Beinen behandelt. Von einer OP wur-

de aufgrund einer stark ausgeprägten Herzinsuffizienz abgesehen. In jungen Jahren habe er schwer mit einer Gürtelroseerkrankung zu tun gehabt.

Obduktion (Pathologie)
Die Obduktion wurde begonnen, auf Beschluss der Staatsanwaltschaft wurde der Leichnam jedoch beschlagnahmt und an die Rechtsmedizin überstellt.

Obduktion (Institut für Rechtsmedizin)
Ein Obduktionsbericht liegt nicht vor.

Pathohistologische Zweituntersuchung
Es fanden sich deutliche, typischerweise Corona-‚impf'-assoziierte Gewebeveränderungen: Im Herzen fand sich eine **lymphozytäre Myokarditis** mit Herzmuskelfaseruntergängen im Sinne einer massiven Myokarditis, praktisch keine Granulozyten (wie es bei einem Infarkt der Fall wäre). Im Herzmuskel konnten wir immunhistochemisch das **Spike-Protein** nachweisen, zu dessen Produktion die Körperzellen durch die Corona-‚Impfungen' veranlasst werden. Spike-Protein-Markierungen fanden sich in den Endothelien, Gefäßwänden und Myofibroblasten im perikardialen Fettgewebe. Auch in den Herzmuskelfasern fanden sich Spike-Markierungen, insbesondere in Narbenfeldern mit Zeichen der Nekrobiose.
Im Gehirn fand sich eine Mikrovaskulitis mit Residuen stattgehabter Einblutungen in die Gefäßwand. Spike-typische entzündliche Gefäßveränderungen fanden sich auch in der Lunge.
Typische vakuoläre, **bräunlich kristalline, stäbchen- und fächerförmige**, doppeltlichtbrechende, ortsfremde Materialien fanden sich insbesondere im Pankreas. Derartige Fremdmaterialablagerungen finden sich immer wieder bei nach Corona-Impfung Verstorbenen. Die Zusammensetzung und Entstehung dieser Fremdmaterialablagerung ist unbekannt. Auch ist nicht bekannt, ob diese von pathogenetischer Bedeutung sind oder sogar am Todesgeschehen beteiligt gewesen sein können.
Die **Spike-Expression in den Hoden** ist für das Krankheits- und Todesgeschehen irrelevant, für den Erkenntnisgewinn über die pathophysiologischen Wirkungen der Corona-Impfungen auch hinsichtlich einer möglichen Fertilitätsminderung jedoch bemerkenswert.
In der Milz fand sich eine Gefäßwandauflockerung im Sinne eines ‚**Zwiebelschalenmusters**', auch dies ist typisch für Milzbefunde bei nach Corona-Impfung Verstorbenen. Bemerkenswert ist die Atrophie von Milz und Lymphknoten im Sinne einer fehlenden Stimulation (wie man sie durch eine Impfung eigentlich erwartet hätte).
Endgültige Todesursache war wohl die abszedierende Pneumonie.
Die Befunde zeigen aber, dass die Corona-Impfung zu entzündlichen Schädigungen, insbesondere der Gefäßwände im ganzen Körper geführt hatte und somit am Krankheitsgeschehen entscheidend beteiligt war.
Ein Zusammenhang zwischen der Corona-‚Impfung' und dem Tod ist somit **wahrscheinlich**.

F58

93J / w / 3x Com / 305, 263, 39

Todes- und Impfvorgeschichte

Die 93-Jährige verstarb am 27.2.2022 im Krankenhaus.
1. Impfung am 28.04.21 mit Comirnaty EX3510, Tod 305 Tage danach
2. Impfung am 09.06.21 mit Comirnaty FA5833, Tod 263 Tage danach
3. Impfung ca. am 19.01.22 mit Comirnaty 1F1027A, Tod 39 Tage danach
Die 93-Jährige war für ihr Alter noch bemerkenswert fit. Sie lebte als eigenständig und war gut zu Fuß (1-2 Stunden gemächliches Spazierengehen ohne Rollator war möglich). Hatte ab dem Jahr 20 die Pflegestufe 1 mit Putzhilfe. Im Sommer 21 nachlassende kognitive Leistungen. Mitte Oktober 21 erster massiver körperlicher Zusammenbruch mit Rettungswageneinlieferung ins Krankenhaus. Seitdem Insulinspritzen, Blutzuckerentgleisungen, Krämpfe, chronisch kalzifizierende Pankreatitis. Nachfolgend 6 Krankenhaus-Aufenthalte in 6 verschiedenen Krankenhäusern bis zum Tod am 27.02.
Akute Gallenblasenentzündung im Dezember 21. Ab dem 03.01.22 war sie wegen einer depressiven Episode stationär im Krankenhaus gewesen. Bis zwei Tage vor ihrem Tod war sie im Krankenhaus mit Mitpatienten in einem Krankenzimmer wegen eines positiven Corona-Tests in Quarantäne gesperrt. In diesen 20 Tagen in Quarantäne habe sie zwar keinerlei Corona-Symptome gezeigt, aber nach Aussage der Tochter psychisch und kognitiv abgebaut.
Am 27.02. war dem Pflegepersonal eine akute Verschlechterung des Allgemeinzustandes aufgefallen. Es erfolgte eine Verlegung mit Schnappatmung und abdominellen Problemen in ein Uniklinikum. Herz-Kreislaufstillstand bei Einlieferung im Uniklinikum. Bei vorliegender Patientenverfügung wurde auf eine Reanimation verzichtet.

Medizinische Vorgeschichte

Vorhofflimmern mit Einnahme von Blutverdünnern. Allergien gegen Bienen- und Wespenstiche.

Obduktion (Rechtsmedizin)

Todesursache: Peritonitis wohl infolge einer erneuten Gallenblasenentzündung, Lungenentzündung (bei positivem SARS-CoV-2-Test). Aufgrund der Schwere der Peritonitis war die Lungenentzündung aber wohl eher zweitrangig.
Hochgradige Koronararteriosklerose, hochgradige allgemeine Arterio-Arteriolosklerose. Lungenarteriosklerose.
Weiterhin: Knotig veränderte Schilddrüse, Atrophie der Bauchspeicheldrüse, Ausweitung des Gangs und Steine. Gutartiger Tumor der Hirnhaut (Meningeom).

Pathohistologische Zweituntersuchung

Chronische, zum Teil abszedierende Cholezystitis und Pericholezystitis. Diffuser Alveolarschaden bei möglicher Aspiration. Auffällige lymphozytäre Komponente.
Lymphozytäre **Vaskulitis kleiner Gefäße im Großhirn**. Fremdmaterialien in Hepatozyten der Leber. **Medianekrose der Koronararterien** mit Entzündung und Perivaskulitis, fokal ausgeprägt mit Stenosierung.

Immunhistochemisch konnte die Expression des Spike-Proteins im Myokardgewebe bei Abwesenheit des Nukleokapsids nachgewiesen werden. Als Todesursache ist ein akutes Herzversagen zu sehen bei Koronararterienläsionen, die durch Spike-Toxizität verursacht sein können.
Ein Zusammenhang des Todes mit den stattgehabten Corona-Impfungen ist **wahrscheinlich**. Dies wird durch den Spike-Nachweis, v.a. in den Gefäßwänden, gestützt.

F60

72J / w / 3x Com / 271, 234, 19
Todes- und Impfvorgeschichte
Die 72-Jährige verstarb am 23.1.2022 auf der Intensivstation eines Krankenhauses.
1. Impfung am 27.04.21 mit Comirnaty EX3599, Tod 271 Tage danach
2. Impfung am 03.06.21 mit Comirnaty 1D016A, Tod 234 Tage danach
3. Impfung am 04.01.22 mit Comirnaty ACB4694, Tod 19 Tage danach
Nach Angaben des Sohnes war die 72-Jährige fit und ist mit ihrem Sohn noch gewandert. Sie hatte sich bereits nach der 1. Impfung über Schwindel und Kopfschmerzen beklagt. Untersuchungen beim Arzt waren ergebnislos. Nach der 3. Impfung am 4. Januar erlitt sie am 15.01. einen Schlaganfall, bei dem sie ins Koma fiel, aus dem sie nicht mehr erwachte. Sie wurde auf der Intensivstation intubiert und verstarb dort am 23. Januar 22.

Obduktion (Rechtsmedizin)
Gemäß Todesbescheinigung Tod am 23.01.22 um 17:12 durch „respiratorische Insuffizienz" infolge einer Hirndrucksteigerung mit Einklemmung von Hirngewebe, verursacht durch eine intrazerebrale Blutung.
Bei der Obduktion wurden frische Blutungen über und unter der harten Hirnhaut im Bereich des Kleinhirns und im Kleinhirngewebe vorgefunden.
Todesursache: Ausgedehnte Kleinhirnblutung. Lokalisation charakteristisch für eine Bluthochdruck bedingte Blutung.

Pathohistologische Zweituntersuchung
Es fanden sich einige typischerweise nach Corona-‚Impfungen' auftretende Gewebeveränderungen: Im Großhirn fanden sich in mehreren Schnittpräparaten mikrovaskuläre Veränderungen mit lymphozytärer Entzündung und Zeichen stattgehabter Mikroblutungen. In den Milzarteriolen fanden sich Gefäßwandauflockerungen im Sinne eines Zwiebelschalenphänomens, wie sie typischerweise immer wieder nach Corona-‚Impfungen' zu sehen sind. Zudem fanden sich hier Ablagerungen **amyloidartig-hyalinen** Materials in Gefäßwänden.
Unmittelbare Todesursache waren offensichtlich die von der obduzierenden Rechtsmedizin beschriebenen **intrazerebralen Blutungen** im Kleinhirn, deren Spuren in der Zweituntersuchung nur im Großhirn identifiziert werden konnten. Diese können angesichts der vorgefundenen Hirngefäßveränderungen durch die Corona-‚Impfungen' induziert worden sein.
Diese Interpretation wird gestützt durch den positiven **Spike-Nachweis in Endothelien** und Gefäßwänden in Herz und Milz sowie vereinzelt auch im Gehirn. Außer-

dem durch den Nachweis von azellulärem, proteinösem amyloidartigem Material in den Gefäßwänden.
Ein Zusammenhang des Todesgeschehens mit der Impfung ist somit **wahrscheinlich**.

F61

74J / w / 1x Astra, 1x Com / 130, 83
Todes- und Impfvorgeschichte
Seit Juli 21 progrediente Demenz, Dysphagie, Tetraspastik und Myoklonien der Extremitäten. Verstarb am 14.11.2021 unter palliativer Morphinbehandlung im 74. Lebensjahr.
1. Impfung am 07.07.21 mit Astra Zeneca ABW3644, Tod 130 Tage danach
2. Impfung am 23.08.21 mit Comirnaty 1D020A, Tod 83 Tage danach

Medizinische Vorgeschichte
- V.a. Creutzfeld-Jakob-Krankheit
- Restless Legs Syndrom
- Lymphödem Stadium III aller Extremitäten
- Diabetes mellitus Typ 2
- Hypothyreose
- Allergisches Asthma bronchiale
- Herzinsuffizienz

Obduktion (Neuropathologie)
Gehirn mit Zeichen einer spongiformen Enzephalopathie und immunhistochemischer Nachweis pathologischer Prionproteine im Sinne einer Creutzfeld-Jakob-Erkrankung (auch gemäß WHO-Kriterien sichere Diagnose). MM/MV 1 + 2c-Subtyp.

Pathohistologische Zweituntersuchung
In Übereinstimmung mit der Diagnose des neuropathologischen Instituts der Universität Hamburg deutliche Markierung neuronaler Zellen bei Darstellung der Prionen (Fremdschnitte).
Zusätzlich in den hier angefärbten Schnitten minimale lymphozytäre Vaskulitis und Entzündung der weichen Hirnhaut. Hier vereinzelt Darstellung von Spike-Protein in Endothelien und Entzündungszellen bei negativer Reaktion für Nukleokapsid.
Eine schädigende Einwirkung der Corona-‚Impfungen' auf das Gehirn ist **wahrscheinlich**. Ein Zusammenhang mit der ohne Zweifel bestehenden Prionenerkrankung ist möglich. In der wissenschaftlichen Literatur gibt es hypothetische Hinweise darauf, jedoch fehlen hierzu noch experimentell wissenschaftliche Belege.

F62

56J / m / 2x Com / 140, 92

Todes- und Impfvorgeschichte

1. Impfung am 05.09.21 mit Comirnaty SCRP9, Tod 140 Tage danach
2. Impfung am 23.10.21 mit Comirnaty 1F034A, Tod 92 Tage danach
Der Mann verstarb am 23.01.2022.

Obduktion (Pathologie)

Todesursache: Ventrikelruptur der linken Hinterwand mit Herzbeuteltamponade. Frischer, adhärenter, verschließender Thrombus des Ramus interventricularis posterior (RIVP).
Vorbestehende Koronararteriosklerose bei mäßig- bis hochgradiger Arteriosklerose. Mäßiggradige Herzhypertrophie links, geringgradig rechts. Herzgewicht 555 g. Mehrere fleckförmige, disseminierte, fibröse Myokardnarben. Im Ramus interventricularis posterior Nachweis eines adhärenten, verschließenden Thrombus mit konsekutiver Ischämie und Ruptur der linken Hinterwand.
„Aufgrund der ausgeprägten kardialen Vorschädigung, basierend auf einer arteriellen Gefäßerkrankung, besteht aus pathologischer Sicht kein Zusammenhang zwischen der COVID-19-Impfung und dem Todeseintritt."

Pathohistologische Zweituntersuchung

Die finale Herzhinterwandruptur mit tödlicher Herzbeuteltamponade war sicherlich durch rezidivierte Myokardinfarkte mit akutem nekrotischem Schub an der Hinterwand erklärbar. Die vorbestehenden, in Resorption befindlichen älteren Myokardinfarkte in diesem Bereich könnten **Nekrosen durch Spike-Toxine** sein, die durch die ‚Impfungen' 92 und 140 Tage vor dem Tod induziert wurden. Die immunhistochemischen Nachweise des Spike-Proteins im Myokard und in den Koronararterien stützen die Hypothese, dass es sich bei diesen älteren Infarkten um die Folgen der Corona-Impfungen handelt.
Ein ursächlicher Zusammenhang des Todesgeschehens mit den zwei stattgehabten Corona-‚Impfungen' erscheint somit **sehr wahrscheinlich**.

F66

48J / m / 2x Com / 191, 172

Todes- und Impfvorgeschichte

Der 48-Jährige verstarb am 12.06.2022 plötzlich und unerwartet auf einer Parkbank nach vorherigen sportlichen Aktivitäten.
1. Impfung am 03.12.21 mit Comirnaty, Chargennummer unbekannt, Tod 191 Tage danach
2. Impfung am 22.12.21 mit Comirnaty, Chargennummer unbekannt, Tod 172 Tage danach
Die Chargennummern der verimpften BioNTech-Comirnaty-Dosen lassen sich den „EU-Digital Covid-Certificates" leider nicht entnehmen.
Der 48-Jährige wollte eigentlich in der örtlichen Skischule als Skilehrer aushelfen, was auch der Anlass zur Impfung war. Wenige Tage nach der 2. Impfung entwickelte er ho-

hes Fieber. Seit der 2. Impfung berichtete er seinem besten Freund ferner immer wieder über ein gestörtes Wohlbefinden, sowohl seelisch/psychisch als auch körperlich.
Am Todestag Mitte Juni (12.06.22) ist er mit seinem E-Bike auf einen nahegelegenen Berg gefahren und anschließend mit der Vespa in den Windsurfclub. Nach dem Surfen und einer Ruhepause auf der Liegewiese stellte sich Übelkeit mit Brechreiz ein. Gang zur Toilette. Direkt anschließend auf eine Bank gesetzt. Dort plötzlicher Schweißausbruch und Röcheln. Tot zur Seite gesunken. Die Wiederbelebungsversuche von 18 bis 19:30 Uhr blieben erfolglos.

Sanitätspolizeiliche Obduktion (Österreich)
Es liegt kein Obduktionsbericht vor.

Pathohistologische Zweituntersuchung
Es fanden sich schwerste Gefäßveränderungen, massive **Mesaortitis und Koronararteritis**. Zudem eine massive, linksbetonte multifokal-konfluierende **Myokarditis.**
In den pathohistologisch entsprechend geschädigten Geweben des Herzens, der Koronararterien und der Aorta wurde zudem das **Spike-Protein** immunhistochemisch nachgewiesen.
Mit an hoher Sicherheit grenzender Wahrscheinlichkeit war der Tod Folge der Corona-Impfungen.

F71

21J / m / 2x Mod / 95, 53
Todes- und Impfvorgeschichte
Der 21-Jährige wurde am 04.08.2021 wurde morgens tot im Bett aufgefunden. Es war keine Reanimation mehr möglich.
1. Impfung am 01.05.21 mit Moderna 3001651, Tod 95 Tage danach
2. Impfung am 12.06.21 mit Moderna 3002620, Tod 53 Tage danach
Mitte Juli (11.07.) litt der 21-Jährige an schwerem Husten. Vom Arzt wurde am 15.07. Hustensaft verordnet, Corona- und Keuchhusten-Test waren beide negativ. Husten beruhigte sich wieder, jedoch zunehmende Abgeschlagenheit und Müdigkeit.
Vorher bei bester Gesundheit, Abitur, Tanzkurs, Führerscheine, Zweitbester in der Innung als Elektriker in der Gesellenprüfung. Engagiert in der Feuerwehr, dort Atemschutzträger G26- zertifiziert, Traktorfahrer und gerne mit seinem Opa auf dem Feld.

Obduktion (Rechtsmedizin)
Todesursache: Noch unklar.
175 cm große, 129 kg schwere männliche Leiche in gutem AZ.
Verfärbung der Herzmuskulatur der Herzscheidewand, jedoch keine eindeutig krankhaften Befunde, Herzgewicht 540 g.
Milzgewicht 340 g, ca. 0,5 cm großer Herd an der Milz (sog. Nebenmilz).
Fleckige Einblutungen in die Kopfschwarte und unter die weiche Hirnhaut (in geringem Umfang).
Schilddrüse blutgestaut.
Befunde im Sinne einer oberen Einfluss-Stauung durch Herzminderleistung.

Toxikologie: Alkohol 0,01 Promille, Betäubungsmittel- und Medikamentenscreening ohne Befund.

Das Ermittlungsverfahren der Staatsanwaltschaft gegen Unbekannt wurde gemäß § 170 Abs. 2 eingestellt.

Pathohistologische Zweituntersuchung
Es fanden sich minimale Gefäßveränderungen, die möglicherweise Corona-Impffolge sein könnten. Auffällig sind die **bräunlich kristallinen Fremdmaterialien,** die teilweise selektiv an Gefäßen in Herz und Hirn angelagert sind. Fremdmaterial fand sich zudem in der Leber und massiv im Pankreas (wie wir es schon häufig in Pankreasgewebe nach Corona-Impfungen vorfanden).
Die teils freiliegenden, teils vakuolären, orts-/organfremden, kristallinen Partikel sind in dem untersuchten autoptischen Material von nach Corona-‚Impfung' Verstorbenen ein häufiger Befund.
Eine letztendliche Todesursache ließ sich nicht ermitteln. Ein Zusammenhang mit den stattgehabten Corona-Impfungen ist jedoch **wahrscheinlich**.

F72

24J / m / 1x Jan, 1x Com / 177, 56
Todes- und Impfvorgeschichte
Der 24-Jährige wurde tot in einer verschlossenen Toilette des Mannheimer Hauptbahnhofes gefunden, wo er zuvor mit einem ICE eingetroffen war. Nach vergeblicher eineinhalbstündiger Reanimation wurde er im Uni-Klinikum Mannheim für tot erklärt.
1. Impfung am 13.09.21 mit Janssen, Chargennummer unbekannt, Tod 177 Tage danach
2. Impfung am 12.01.22 mit Comirnaty, Chargennummer unbekannt, Tod 56 Tage danach
Seit der 2. Impfung fühlte sich der junge Mann stets ein wenig krank und kraftlos. Er verstarb am 09.03.2022.

Obduktion (Rechtsmedizin)
Keine Auffälligkeiten am Leichnam, kein Alkohol oder Drogennachweis (Toxikologie). Keine Vorerkrankungen, lediglich Raucher. SARS-CoV-2-Abstrich negativ.
Todesursache: „Natürlicher Tod durch Herzpumpversagen bei Herzinfarkt."
In der **linken absteigenden Herzkranzschlagader** fand sich über 1,5 cm ein vollständiger Verschluss durch ein **weiches Blutgerinnsel**. Abblassung der Herzvorderwand als Anzeichen für einen bereits vor längerer Zeit stattgehabten ischämischen Herzschaden. Unterhautfettgewebe des Thorax imponiert gelblich (Diabetes?).

Frischer Herzinfarkt bei rezidivierenden Herzinfarkten.
Schwergradige Veränderungen des gesamten Gefäßsystems, insbesondere der Herzkranzschlagadern und der Halsschlagader sowie Verdacht auf einen Diabetes. Fettige, weiche Gefäßwandablagerungen in allen Herzkranzschlagadern und den Halsgefäßen. Bemerkung: 24 Jahre alt gewordener junger Mann, 66 kg, 175 cm.

Pathohistologische Zweituntersuchung

Es fanden sich deutliche Corona-impfassozierte Organveränderungen, darunter eine abgelaufene und noch stattfindende **Myokarditis** mit Myokardnarben, jedoch keine Atherosklerose und keine Atherombeete.

Insbesondere in nekrotischen Myozyten vernarbter Herzmuskelareale konnten wir das **Spike-Protein**, welches impfinduziert von Körperzellen produziert wird, immunhistochemisch nachweisen. In ebendiesen Zellen war auch das Nukleokapsid (wenn auch schwächer) immunhistochemisch nachweisbar sowie das Beta-Amyloid 1-42-Protein. Dieses Protein wurde in einer experimentellen Arbeit als Bindungspartner der S1-Untereinheit des Spike-Proteins und des ACE2-Rezeptors, also des Rezeptors, der als Andockrezeptor für das Spike-Protein des SARS-CoV-2-Virus gilt, beschrieben.

Der Nachweis des Nukleokapsid-Proteins deutet auf eine Infektion mit dem zirkulierenden Wildvirus hin, die wahrscheinlich unbemerkt vor oder nach den Corona-Impfungen stattgefunden haben kann. (Das SARS-CoV-2-Virus ist für junge Männer normalerweise ungefährlich und kann deshalb unbemerkt bleiben.)

Der immunhistochemische Spike-Protein-Nachweis in nekrotischen Arealen des Herzmuskels zusammen mit den Anzeichen einer zum Todeszeitpunkt in manchen Herzarealen schon vernarbten, in anderen noch ablaufenden Myokarditis lässt uns zu dem Schluss kommen, dass diese schwere Myokarditis wesentlich durch die Corona-Impfungen ausgelöst wurde.

Im Gehirn fand sich das Bild einer **Mikrovaskulitis von Hirngefäßen** mit Blutungsresiduen. **Mediadissektionen fanden sich an der Aorta und einer Koronararterie** mit polsterförmiger Lumeneinengung durch hyaline Verquellungen. Auch diese Gefäßschäden finden wir immer wieder bei nach Corona-Impfung Verstorbenen.

Der Beitrag des als Asservat vorliegenden Thrombus zum pathogenetischen Geschehen ist unklar aufgrund der unbekannten Entnahmestelle. Im Obduktionsbericht wurde jedoch in der linken absteigenden Herzkranzschlagader ein über 1,5 cm vollständiger Verschluss durch ein weiches Blutgerinnsel beschrieben. Denkbar ist hier eine Thrombenbildung an entzündeter Gefäßwand einer Koronararterie, die zum unmittelbaren Tod durch Koronararterienverschluss (wie bei einem Herzinfarkt) geführt haben könnte.

Der Tod ist **mit an Sicherheit grenzender Wahrscheinlichkeit** kausale Folge der stattgehabten Corona-Impfungen.

F74

73J / m / 2x Com, 1x Mod, 1x Com / 311, 290, 101, 13

Todes- und Impfvorgeschichte

1. Impfung am 17.03.21 mit Comirnaty EX8679, Tod 311 Tage danach

2. Impfung am 25.05.21 mit Comirnaty FD9234, Tod 290 Tage danach

3. Impfung am 10.12.21 mit Moderna Lot 000128A, Tod 101 Tage danach

4. Impfung am 18.03.22 mit Comirnaty ACB9929, Tod 13 Tage danach

Verlegung von einer gastroenterologischen auf eine internistische Intensivstation zur konsiliarischen ZVK-Einlage am 17.03.22 (8 Tage vor dem Tod). Dabei Vigilanzminderung, teilweise soporös, komatös, angestrengte Atmung mit grobblasigen Ras-

selgeräuschen. Im cMRT hochgradiger Verdacht auf eine mit Aciclovir behandelte Herpesenzephalitis. Empirisch Antibiotika.
Im Verlauf zunehmende respiratorische Insuffizienz, im CT rechtsführende Pneumonie, wegen wechselnder Vigilanz (GCS 7) Schutzintubation. Bronchoskopisch helles, schleimiges Sekret, darin MSSA-Nachweis. Im TEE stark stenosierte Aortenklappenstenose sichtbar. Im cCT-Hirnödem ohne Druckzeichen.
Bei weiterer Dekompensation veno-venöse ECMO, zwei Stunden später progredienter Perikarderguss, kaum Besserung durch Punktion, Kreislaufzusammenbruch, Reanimation, Tod am 25.03.22 um 18:13.

Obduktion (Pathologie)
Todesursache: Linksgeführtes globales Herzversagen bei ausgedehntem linksventrikulärem, akutem Myokardinfarkt.
Ausgeprägte allgemeine Atherosklerose mit gelblichen, verhärteten atheromatösen Beeten in den Endothelien. Ausgeprägte Koronararteriosklerose mit hochgradigen Verkalkungen der Abgänge des R. interventricularis anterior, des R. circumflexus sowie der rechten Koronararterie. RIVA und RCX mit hochgradigen Intimasklerosen und deutlichen bis nahezu vollständigen Lumeneinengungen. Z.n. älteren Infarkten im Bereich des Papillarmuskels und ältere Infarktnarben an anderen Stellen im Myokard.
Geringes generalisiertes Hirnödem in der Substantia nigra des Hirnstamms und den Basalganglien.

Pathohistologische Zweituntersuchung
Im Vordergrund steht als Grunderkrankung eine generalisierte Atherosklerose mit alten und frischen Herzinfarktherden. Daneben aber auch frische vaskulitische Veränderungen und Protein-/Fremdmaterialablagerungen im Herzmuskel und Pankreas.
Im Gehirn fanden sich ausgeprägte entzündliche Veränderungen in den Gefäßen der Hirnsubstanz und subarachnoidal. Die schwache, aber eindeutige Expression von **Spike-Protein** in Hirngefäßen bei negativem Nukleokapsid spricht für eine Corona-‚impf'-induzierte Vaskulitis in der Arachnoidea und im Gehirngewebe. Soweit den Unterlagen zu entnehmen, wurde eine Herpesenzephalitis aufgrund einer MRT-Bildgebung vermutet und behandelt, aber nicht bestätigt. Die vorgefundenen Veränderungen lassen demgegenüber mit hoher Wahrscheinlichkeit an eine impf-/Spike-induzierte vaskuläre Enzephalitis denken.
Außerdem Texturstörungen der Wand der größeren **Arterien,** auch der Koronararterien, mit **Elastikafaserfragmentierung und Elastikadestruktion.** Diese Coronaimpfassoziierten Gefäßveränderungen dürften bei stark vorgeschädigtem Gefäßsystem am Sterbegeschehen wesentlich beteiligt gewesen sein.
Hinzu kommt eine ausgeprägte, floride **lymphozytäre Vaskulitis und Enzephalitis,** die aufgrund des immunhistologischen Spike-Nachweises Spike-toxisch induziert wurde. Für die klinisch vermutete Herpesenzephalitis ergibt sich kein sicheres histopathologisches Korrelat, insbesondere fanden sich keine Kerneinschlusskörper.
Ein Zusammenhang des Todes mit der Corona-‚Impfung' besteht aufgrund der typischen Organ- und Gefäßveränderungen **mit an Sicherheit grenzender Wahrscheinlichkeit.**

F80

55J / m / 3x Com / 270, 210, 68
Todes- und Impfvorgeschichte
1. Impfung am 03.05.21 mit Comirnaty FA4598, Tod 270 Tage danach
2. Impfung am 02.07.21 mit Comirnaty FD6840, Tod 210 Tage danach
3. Impfung am 21.11.21 mit Comirnaty FJ5973, Tod 68 Tage danach
Beim Spazierengehen zusammengebrochen. Laien- und Notarztreanimation erfolglos. Der Mann verstarb am 28.01.2022.

Obduktion (Pathologie)
Todesursache: Postvakzinale lymphozytäre Myokarditis.
Ausgeprägtes interstitielles Myokardödem, Dilatation aller Herzhöhlen (710 g), akute Lungenstauung, Lungenödem, hypoxischer Hirnschaden nach Reanimation, Cholesteatose der Gallenblasenschleimhaut, Zustand nach 3-maliger Immunisierung mit Comirnaty. Keine nennenswerten koronarsklerotischen Veränderungen.
1,80 cm große, leicht adipöse Leiche.

Pathohistologische Zweituntersuchung
Keine nennenswerten Anzeichen schwerer systemischer Vorerkrankungen wie Atherosklerose, aber ausgeprägte **Corona-‚impf'-assoziierte Gefäßveränderungen** (Mi-krovaskulitis in Hirn, Herz, Haut und Milz). **Fremdmaterialien** in der Leber (hier auch intrazelluläre), der Milz, im Herzen und im Pankreas. Im Hinblick auf den (allerdings sehr schwachen) SARS-CoV-2-Spike-Proteinnachweis ist der Tod nachgewiesenermaßen als Folge der Corona-Impfung zu sehen.
Der Tod ist **mit an Sicherheit grenzender Wahrscheinlichkeit** kausale Folge der 3 stattgehabten Corona-‚Impfungen'.

F81

49J / w / 2x UNBEK, 1x Com / xx, xx, 42
Todes- und Impfvorgeschichte
Die Frau hat 3 Corona-Impfungen erhalten; die genauen Daten liegen jedoch nicht vollständig vor.
1. Impfung: Datum unbekannt mit UNBEKANNT
2. Impfung: Datum unbekannt mit UNBEKANNT
3. Impfung/‚Booster' am 16.12.21 mit Comirnaty, Tod 42 Tage danach
Die 49-Jährige starb am 27.01.2022.

Obduktion (Pathologie)
Todesursache: Postvakzinale lymphozytäre Myokarditis, frische Hirnstammerweichung.

Pathohistologischen Zweituntersuchung
Histologisch altersentsprechende Organe. Keine schwerwiegenden Vorschädigungen, insbesondere keine schwere Atherosklerose.
Offenbar impfbedingte Mikrovaskulitis mit Hyalinose.
Tiefe **Medianekrose und Dissektion einer Koronararterie** mit T-lymphozytärer Infiltration. Lymphozytenreiche multifokale **Myokarditis** mit Überwiegen von T-Zellen.

Multifokale **Ablagerungen von schwarz-braunen, stäbchenförmigen, ortsfremden Materialien** in Pankreas und Milz, nicht jedoch in Herz und Hirn.
Der Tod wurde **mit an Sicherheit grenzender Wahrscheinlichkeit** durch Coronaimpfbedingte Myokarditis und generalisierte Vaskulitis ausgelöst.

40 J / m / 1x UNBEK / xx **F82**
Todes- und Impfvorgeschichte
1. Impfung: Datum unbekannt mit UNBEKANNT
Der 40-Jährige verstarb am 28.01.2022. Er wurde leblos in seiner Wohnung gefunden.

Pathologisches Gutachten
Todesursache: Sekundenherztod bei lymphozytärer Myokarditis.
1,70 m große, athletische, männliche Leiche in normalem EZ.

Pathohistologische Zweituntersuchung
Todesursache war wahrscheinlich ein hyperakuter Herzinfarkt bei subtotalem Koronarverschluss, der offensichtlich nicht atherosklerotisch, sondern durch die medianekrotische Gefäßinnenwandverdickung bei bestehender **Myokarditis** bedingt war.
Die SARS-CoV-2-Immunhistochemie war in Myozyten sowie in Endothelien schwach positiv, jedoch wissen wir nicht, welches Antigen nachgewiesen wurde.
Da uns nur die Mikroskopierpräparate vorlagen, jedoch keine Asservate, von denen wir selbst Schnitte hätten anfertigen können, konnten wir keine weiteren immunhistochemischen Untersuchungen durchführen.
Allerdings entspricht insbesondere das pathohistomorphologische Bild der **entzündlichen Gefäßveränderungen** jenem, welches immer wieder bei nach Corona-‚Impfungen' Verstorbenen zu sehen war. Der Tod wurde **mit an Sicherheit grenzender Wahrscheinlichkeit** durch die Corona-Impfung herbeigeführt.

72J / m / 1x Astra, 1x Mod / 280, 196 **F83**
Todes- und Impfvorgeschichte
Der 72-Jährige verstarb am Vormittag des 21.01.2022 zu Hause in Gegenwart seiner Frau.
1. Impfung am 16.04.21 mit Astra Zeneca ABV5297, Tod 280 Tage danach
2. Impfung am 09.07.21 mit Moderna 3003603, Tod 196 Tage danach
Am 21.01.22 bat der noch am selben Tag Verstorbene seine Frau gegen 10:15 Uhr, ihm den Blutdruck zu messen, weil er glaubte, einen Herzinfarkt zu bekommen. Kurz danach kippte der Kopf nach hinten. Mit der Reanimation wurde sofort begonnen, und der Notarzt traf ca. 20 Minuten später ein. Schnappatmung und Kammerflimmern. Präklinische Lyse, Intubation und maschinelle Beatmung. Der Mann verstarb unter protrahierter Reanimation um 12:27.
In der Hosentasche der Kleidung des Verstorbenen fanden die Angehörigen einen Zettel. Nach Angaben der Schwiegertochter hatte er auf diesem handschriftlich notiert, dass er am Abend zuvor Schmerzen in der Brust gehabt und eine ASS-Tablette genommen habe.

Im November 21 wurde in der Hausarztpraxis ein EKG gemacht und das Blut untersucht. Der Hausarzt bestätigte bei der Besprechung des Obduktionsergebnisses nochmals, dass alle Befunde ohne Auffälligkeiten seien.

Obduktion (Pathologie)
Todesursache: Rhythmogenes Herzversagen.
Autoptisch fand sich ein biventrikulärer, chronisch-ischämischer Myokardschaden bei schwergradiger allgemeiner und koronarer Atherosklerose sowie eine schwergradige biventrikuläre **Myokardhypertrophie** mit Überschreiten des kritischen Herzgewichtes (600 g), diese wiederum verursacht durch eine arterielle Hypertonie bei Adipositas (BMI 30 kg/m2) und chronischem Nikotinabusus (kumulativ 20 PY laut klinischen Angaben) mit chronisch obstruktiver Lungenerkrankung. Ein histomorphologisches Korrelat eines klinischerseits vermuteten Myokardinfarktes ließ sich bei präklinischer Lysetherapie autoptisch nicht sichern. Frühe mikroskopische Veränderungen eines Myokardinfarktes zeigen sich nach ca. 6 Stunden. Möglicherweise wurde dieses Zeitintervall im hier vorliegenden Fall unterschritten, sodass mikroskopisch fassbare Veränderungen eines Myokardinfarktes noch nicht vorliegen.

Pathohistologische Zweituntersuchung
Die histologischen Befunde der erstuntersuchenden Pathologie konnten grundsätzlich bestätigt werden. Schwerpunktmäßig wurden auch hier die Veränderungen an den Koronararterien (ausgeprägte Arteriosklerose) sowie am Herzmuskel (Herzgewicht 600 g) mit diskordanter Hypertrophie und einzelnen Narben bestätigt. Es handelt sich somit ohne Zweifel um ein schwer vorgeschädigtes Herz.
Zusätzlich konnten jedoch vereinzelt interstitiell Lymphozyten nachgewiesen werden sowie eine diskrete lymphozytäre Epikarditis. Ein Befund, der an eine Impffolge denken lässt.
Bei den vorliegenden Schnittpräparaten der **Koronararterien** konnte eine erhebliche Arteriosklerose und Atheromatose bestätigt werden. Zusätzlich fanden sich aber perivaskulär umschriebene Einblutungen, **tiefe Medianekrose mit Dissektion** und diskreter Vaskulitis der Vasa vasorum. Auch diese Veränderungen, die sonst bei einer banalen Koronarsklerose nicht gefunden werden können, werden im Sinne einer impf-/Spike-induzierten Gefäßschädigung gesehen. Von **elastischen Fasern** sind nur noch Fragmente erhalten, kein kontinuierlicher Faserverlauf ist mehr erkennbar. Im Bereich der Mediadissektion lässt sich immunhistochemisch das Spike-Protein in Entzündungszellen, insbesondere in mononukleären Phagozyten nachweisen.
Die **granulären und stäbchenförmigen, bräunlichen, ortsfremden Partikel** in Herz und Leber wurden von den Voruntersuchern nicht beschrieben. Auch diese werden gehäuft bei im Zusammenhang mit der Corona-,Impfung' Verstorbenen nachgewiesen. Ihre Bedeutung und ihr Einfluss auf das Todesgeschehen sind derzeit noch unklar. Die Milz wurde histologisch nicht untersucht, obwohl sich in der Milz typische Manifestationen Spike-induzierter Gewebeschäden finden können. Das Gehirn wurde nur makroskopisch beurteilt, und es wurde keine histologische Untersuchung mit Beurteilung der großen und kleinen Hirngefäße durchgeführt. Entsprechend lagen uns auch keine histologischen Proben aus dem Gehirn vor.

Angesichts der massiven, nach Corona-Impfungen typischerweise vorkommenden Schäden an der Koronararterie (Medianekrose mit Zerstörung der elastischen Fasern und Nachweis des Spike-Proteins) besteht **mit an Sicherheit grenzender Wahrscheinlichkeit** ein Zusammenhang zwischen den stattgehabten Corona-‚Impfungen' und dem Todesgeschehen.

22J / m / 1x Jan, 1x Com / 364, 238 **F85**

Todes- und Impfvorgeschichte

Der 22-Jährige erschoss sich am 25.08.2022 selbst infolge einer Myokarditisdiagnose mit entsprechenden Leistungs- und Lebensqualitätseinbußen.

1. Impfung am 26.08.21 mit Janssen 21C18-03, Tod 364 Tage danach

2. Impfung am 30.12.21 mit Comirnaty PCA0003, Tod 238 Tage danach

Nach den Impfungen erlebte der junge Mann einen starken Leistungsknick im Alltag und auch als Leistungsschwimmer. Die ärztliche Diagnose einer Myokarditis mit der Prognose einer anhaltend stark reduzierten Leistungsfähigkeit hatte ihn veranlasst, sich eine Schrotflinte zu kaufen, welche am 22.08.22 registriert wurde, also 3 Tage vor dem 25.08.22, als er sich durch einen Schuss in den Mund selbst tötete.

Obduktion (Pathologie)

Todesursache: Suizid durch Pistolenschuss.

Die Zweitbegutachtung durch Burkhardt und Lang erfolgte zur pathohistologischen Verifizierung der klinisch diagnostizierten, für den Suizid den Anlass gebenden Myokarditis.

Pathohistologische Zweituntersuchung

Bei dem Verstorbenen lag als Hauptbefund eine **schwere, teils floride, teils abgeklungene und vernarbende Myokarditis** mit bestehendem akutem Schub bei Todeseintritt vor. Der Schwerpunkt der Vernarbungen lag im rechten Ventrikel.

Dabei liegt ein multifokales Geschehen im Herzmuskel vor. Als Ursache für die Vernarbung kann ein Infarktgeschehen ausgeschlossen werden:

- keine Koronarsklerose
- Multifokalität
- überwiegend lymphozytäre Infiltrate.

Deutliche Texturstörungen der Wände großer Arterien und der Aorta mit Mediaverquellung und diskreter Entzündung der Vasa vasorum. Ins Bild passt die diskrete Perivaskulitis in der Haut und ein (nur leicht ausgeprägtes) ‚Zwiebelschalenphänomen' der Milzarterien.

Mit an Sicherheit grenzender Wahrscheinlichkeit lagen zum Suizidzeitpunkt schwere Corona-impfbedingte Organschäden vor. Dies wird bestätigt durch den positiven Spike-Nachweis in den geschädigten Organstrukturen, speziell Herzmuskel, Koronararterien und Aorta, bei negativen Befunden für die Nukleokapsid-Immunhistochemie.

F91

74J / m / 3x Com / 400, 367, 156

Todes- und Impfvorgeschichte

Der 74-Jährige verstarb am 15.10.2022 im Krankenhaus, in dem er wegen vorhergehender, immer wieder auftretender motorischer Schwächen und Ausfälle mit gelegentlichen Stürzen stationiert war.

1. Impfung am 10.09.21 mit Comirnaty SCKT8, Tod 400 Tage danach
2. Impfung am 13.10.21 mit Comirnaty 1H049A, Tod 367 Tage danach
3. Impfung am 12.05.22 mit Comirnaty 34396TB, Tod 156 Tage danach

Am Todestag nach einem Toilettengang, den er mit Hilfe einer Schwester und der Lebensgefährtin problemlos bewältige, wurde der 74-Jährige plötzlich „knallrot im Gesicht und dann total weiß". Gutes Ansprechen auf Sauerstoffgabe durch die Krankenschwester noch vor Eintreffen des Arztes. Am Nachmittag gegen 4 Uhr hatte er dann noch einmal eine ähnliche Episode, die aber genauso schnell wieder endete, wie die zuvor.

Gegen 19 Uhr ereignete sich erneut eine Synkope, diesmal mit raschem Blutdruckabfall auf RR 80/40. Kurz darauf konnte die Lebensgefährtin schon keinen Puls mehr spüren. Die 45-minütige Reanimation blieb erfolglos.

Medizinische Vorgeschichte

Übergewichtig bei gut eingestelltem Bluthochdruck. Im Februar 19 hatte er einen leichten Schlaganfall, der nach 2-tägigem Krankenhausaufenthalt in Hermanus, Süd-Afrika, „soweit erledigt war". Zurückgeblieben waren leichte Missempfindungen im linken Arm, ansonsten keinerlei Beschwerden.

Obduktion (Pathologie)

Todesursache: Fulminante beidseitige **Lungenarterienembolie** sowie akutes Cor pulmonale bei frischen Thromben der rechten Unter- und Oberschenkelvenen.

Obduktionsbefund: Hochgradige Herzhypertrophie (665 g) insbesondere mit Hypertrophie der linken Kammer und Dilatation beider Kammern, betont der rechten Kammer (Cor pulmonale).

Ausgeprägte Koronarsklerose, aber keine Hinweise auf einen frischeren oder älteren Myokardinfarkt. Netzartige Schwielenbildung subendokardial im Bereich der linken Hinterwand. Degenerative Veränderungen an der Mitralklappe. Herzgewicht 665 g.

Hochgradige Arteriosklerose, insbesondere im Bereich der Aorta abdominalis sowie im Bereich der A. carotis externa links mit offener Plaque-Bildung.

Frischer Thrombus im Bereich der rechten Unterschenkelvenen sowie der rechten Oberschenkelvene. Linker Unterschenkel frei.

Fulminante Lungenembolien beidseits mit Verlegung aller großen Lungenarterien. Keine Lungeninfarkte.

Pathohistologische Zweituntersuchung

Neben einer ausgeprägten, z.T. verkalkenden Atherosklerose fanden sich **Texturstörungen der großen und kleinen Gefäße**, wie sie nach Corona-Impfungen beobachtet werden. Nekrotisierende Myositis im rechten Unterschenkel mit frischer Thrombenbildung in den angrenzenden Venen. Offensichtlich wurde aus diesem Bereich

ein Embolus in die Lunge getragen. Der Thrombus kann im Rahmen der Myositis entstanden sein.
Aufgrund des positiven Spike-Protein-Nachweises in mehreren Gefäßen, unter anderem in einer Koronararterie mit Mediadissektion, ist **mit an Sicherheit grenzender Wahrscheinlichkeit** davon auszugehen, dass eine impf-/Spike-induzierte Myositis mit Thrombose Ausgangspunkt einer tödlichen Lungenarterienembolie war.

47J / m / UNBEK / xx **F103**

Todes- und Impfvorgeschichte

Angehörige vermuten, dass im Rahmen der Krankenhausaufenthalte Impfungen erfolgt sind. Keine Dokumentation hinsichtlich Corona-Impfungen.

Medizinische Vorgeschichte

Bekannte Psychose seit der Jugendzeit, Suizidversuch 2015 mit zahlreichen, selbst beigebrachten Messerstichen mit entsprechenden bleibenden Schäden.

- Zerstochene Bauchorgane mit Verwachsungen seit 2015
- Lungenarterienembolie 2015

Am 17.06.22 mediane Laparotomie zur Bauchdeckenrekonstruktion mit Netzeinlage. Großes Plastiknetz (30x20 cm) zwischen den Schichten der Bauchmuskulatur ausgebreitet. Tod 10 Tage später, am 27.06.2022.

Obduktion (Rechtsmedizin)

47 Jahre alt gewordener Mann, 118 kg, 182 cm.
Todesursache: Fulminante Lungenembolie bei postoperativen Beinvenenthrombosen.

- Diverse Verklebungen und Verwachsungen der Darmschlingen untereinander. Z.n. Appendektomie. Postoperativer paralytischer Ileus.
- Keine akuten relevanten Entzündungszeichen, nirgendwo Abszedierungen. Reguläre Wundverhältnisse.
- Z.n. intensivmedizinischer Immobilisierung.
- Sehr ausgedehnte Beinvenenthrombosen beiderseits (V. femoralis mit Nebenästen, ausgedehnte Wadenvenenthrombosen).
- Ausgeprägte, akute, fulminante Lungenembolien: Aufgeknäulte, typische Gerinnsel (wahrscheinlich aus den Femoralvenen) in den Lappenarterien der Lungenflügel. Kleinere periphere Lungenembolien. Kein demarkierter Lungeninfarkt.
- Zeichen des akuten Myokardversagens bei führendem Rechtsherzversagen.
- Abgesehen von den Thrombosen und den eingeschwemmten Gerinnseln flüssiges Leichenblut, ausgeprägte allgemeine Zyanose.
- Erhebliche Fettleber.
- Chronisch arterielle Hypertension. Allgemeine Herzvergrößerung, Herzgewicht 590 g.
- Geringe allgemeine Arteriosklerose (Lipoidose), geringe Koronararteriosklerose, keine relevanten Stenosen, keine Thrombose.

Pathohistologische Zweituntersuchung
Der positive **Spike-Protein**-Nachweis in den großen Oberschenkelgefäßen und die **Partikelablagerungen im Pankreas** weisen auf stattgehabte Corona-Impfungen hin. Die **Thrombose** in der Oberschenkelvene ist wahrscheinlich durch einen Spike-bedingten Endothelschaden begünstigt worden. Von der offenbar unmittelbar tödlichen Lungenembolie liegt uns kein histologisches Präparat vor.
Somit ist eine Beteiligung einer stattgehabten Corona-‚Impfung' am Krankheitsgeschehen **wahrscheinlich**.

F104

73J / w / 2x Com, 1x Mod / 366, 324, 103
Todes- und Impfvorgeschichte
1. Impfung am 10.04.21 mit Comirnaty EW8904, Tod 366 Tage danach
2. Impfung am 22.05.21 mit Comirnaty 1C008A, Tod 324 Tage danach
3. Impfung am 29.12.21 mit Moderna 000110A, Tod 103 Tage danach
Die 73-Jährige wurde am 11.04.2022 tot auf der Couch sitzend von ihrem Sohn aufgefunden. Aufgrund der bereits eingetretenen Leichenstarre wurde auf Reanimationsversuche verzichtet.

Bericht des Sohnes über den Gesundheitszustand der Verstorbenen
Einschlägige Arztbriefe liegen mir leider nicht vor. Ich weiß aber, dass meine Mutter Diabetes hatte und auch Blutdruck-Probleme, aber medikamentös eigentlich gut eingestellt war. Sie nahm am sozialen Leben normal teil, besuchte den Seniorenclub, einen Tanz- und Malkurs, half der Familie meines Bruders, indem sie deren Kinder betreute oder diese wöchentlich zu Nachmittags-Veranstaltungen fuhr. Da ich mit meiner Familie weiter weg wohne, sahen wir uns nicht so oft, vielleicht alle zwei bis sechs Monate, wo sie mir aber auch immer unverändert fit erschien. Zwei Tage vor ihrem Tod habe ich noch mit ihr telefoniert, um ihr zu erzählen, dass wir relativ spontan in Urlaub fahren. Wir führten ein lustiges, gelöstes Gespräch, wobei ihr von gesundheitlichen Problemen nichts anzumerken war.
Aus unserer Sicht hätte sie also noch leicht 10 Jahre weiterleben können, weil sie uns eigentlich fit erschien. Ihr Tod erschien uns deshalb als überraschend und überhaupt nicht absehbar, weshalb wir die Obduktion bei der Polizei erbaten.

Rechtsmedizinische Untersuchung
73 Jahre alt gewordene Frau, 74 kg, 162 cm.
Todesursache: Akutes Pumpversagen des Herzens bei blutiger Herzbeuteltamponade infolge eines rupturierten Herzinfarktes, der aufgrund eines Verschlusses des vorderen absteigenden Astes der linken Herzkranzarterie entstanden ist (2 cm langer, vollständiger Lichtungsverschluss).

Pathohistologische Zweituntersuchung
Bei bekanntem Diabetes sehr unterschiedlich stark ausgeprägte Atherosklerose. Aorta und Großgefäße gering, jedoch deutliche Atherosklerose in den Myokardgefäßen und den Hirnbasisarterien. Stenosierende Koronararteriensklerose, zusätzliche

jedoch tiefe Mediadissektionen und insbesondere in den Arteriolen des Myokards **Endotheliitis** und stenosierende hyaline Gefäßwandeinlagerungen, fraglich Amyloid oder fibrinoides Amyloid.
Nur diskrete Herzmuskelschwielen, keine ausgedehnteren älteren Infarkte. In den untersuchten Asservaten war keine frische Herzmuskelnekrose nachweisbar. Diskrete Epikarditis. Es finden sich zwei konkurrierende Gefäßveränderungen: Zum einen eine schwere, gefäßstenosierende Atherosklerose, zum anderen eine wahrscheinlich Spike-induzierte Texturstörung an den Gefäßwänden der Aorta und von Myokardgefäßen. Stenosierende Endotheliitis mit hyalinen Wandeinlagerungen des Myokards.
Eine Summation der atherosklerotisch bedingten Minderversorgung des Myokards und Spike-bedingter Gefäßveränderungen mit Störung der Mikrozirkulation dürfte Ursache der von uns nicht verifizierbaren Myokardwandruptur sein.
Die **Amyloideinlagerungen** in den Arteriolen von Milz und Myokard wurden durch Kongorotfärbungen bestätigt. Die Spike-Markierung des fibrinoiden/amyloiden Materials könnte auf Fibrin-Amyloid-Spike-Komplexe hinweisen. Keine Darstellung von Spike in der Aorta. Da die letzte Corona-,Impfung' 103 Tage zurücklag, könnte es hier bereits abgebaut worden sein.
Zusätzlich stellt sich eine multifokale, chronisch interstitielle Pneumonie dar, häufig mit Gewebsdestruktion und Bildung von Cholesterinkritstallen mit angelagerten Riesenzellen. Dichte, rundzellige Infiltrationen in den Interstitien und massive Alveolarmakrophagenvermehrung.
Es fanden sich ortsfremde Materialien in der Leber.
Ein Zusammenhang mit den stattgehabten Corona-,Impfungen' ist **wahrscheinlich**.

59J / w / keine Impfungen, Shedding-Übertragungsverdacht durch Angehörige **F108**
Todes- und Impfvorgeschichte
Keine Corona-Impfungen erhalten. Angehörige äußern **Sheddingverdacht**.
Die 59-Jährige sei am 19.09.2022 morgens tot im Bett aufgefunden worden. Die Familie vermutet eine indirekte Corona-Impffolge im Sinne eines Sheddings oder eine Long-Covid-Folge (Corona-Infektion im März/April 22, 6 Monate vor dem Tod).
Der 59-Jährigen sei es seit einigen Monaten zunehmend schlechter gegangen. Sie habe u. a. Rückenschmerzen gehabt. Die Familie sah Parallelen zu dem Krankheitsbild, was gemeinhin als Long-Covid bezeichnet wird.
Bei einem Sohn war 5 Monate zuvor eine Corona-Infektion diagnostiziert werden. Daraufhin war auch die 59-Jährige „grippig" und in der Folge traten bei ihr zusehends Müdigkeit, Abgeschlagenheit und Rückenschmerzen auf. Viele Haushaltskontakte zu Corona-,Geimpften', z. B. in dem Haushalt, in dem die Frau arbeitete.

Obduktionsbericht (Rechtsmedizin)
Frau, 59 Jahre alt, 168 cm, 83 kg.
Todesursache: Grundsätzlich vereinbar mit plötzlichem Herztod bei hochgradiger Herzmuskelverdickung.
Es fand sich eine deutliche Vorschädigung des Herzens im Sinne einer muskulären Massenzunahme und Verdickung. Dies kann Folge eines unbehandelten Bluthoch-

drucks oder aber eine eigenständige Erkrankung (hypertrophe Kardiomyopathie) sein. Weiterhin auffällig war die weißliche Verdickung der Innenauskleidung des linken Herzens. Hierbei könnte es sich auch um ein eigenständiges Krankheitsbild handeln. Diese Befunde des Herzens allein können eine gesundheitliche Verschlechterung über einen längeren Zeitraum erklären. Die scheckige Zeichnung der Herzmuskelschnittfläche kann Folge der anhand der Befunde stattgehabten Reanimation sein.
Ob eine Herzmuskelentzündung vorliegt, kann durch histologische Untersuchungen geklärt werden.
Die Vorerkrankungen des Herzens sind nicht als Folge einer Impfung oder eines Sheddings anzusehen. Am ehesten natürlicher Tod.

Pathohistologische Zweituntersuchung
Endokardfibrose, minimale Endokarditis, minimale lymphozytäre Epikarditis. Hyaline Verquellungen von Gefäßen. Dissektion und geringe **Endotheliitis** der Koronararterien.
Spike-Markierungen in der Gefäßwand (Endothel, Myofibroblasten und umgebende Entzündungszellen) bei negativem Nukleokapsid.
Unklare Partikel im Pankreas, Myokard und an einer Stelle in der Lunge.
Die diskrete Epikarditis und die zum Teil ausgeprägteren Texturstörungen der Gefäße wären mit Spike-/Corona-impfassoziierten Läsionen vereinbar, können jedoch auch mit einer natürlichen Infektion assoziiert sein. **Zusammenhänge unklar.**

F111

40J / m / UNBEK / xx
Todes- und Impfvorgeschichte
Es wurde vergeblich versucht, die App auf dem stillgelegten Mobiltelefon auszulesen.
Der Impfpass selbst war weggeworfen worden.
Am 15.02.2022 in der Schwimmhalle verstorben.
Der 40-Jährige war in der Schwimmhalle, um für einen Triathlon zu trainieren. Nach 100 m habe er seinem Trainingspartner mitgeteilt, dass er einen Wadenkrampf habe. Daraufhin stützte er sich mit seinen Armen kurz am Beckenrand ab und glitt dann bewusstlos ins Wasser. Reanimationsversuche blieben erfolglos.

Obduktion Rechtsmedizin
40 Jahre alt gewordener Mann, 187 cm, 74 kg.
Das Sektionsprotokoll ist wenig aussagekräftig. Der Obduktionsbericht wurde beim Vater angefragt. Möglicherweise gibt es aber auch keinen weiteren Bericht. Vielleicht war makroskopisch nicht viel zu erkennen.
Herzgewicht 560 g, dies wurde von der Rechtsmedizin als Überschreiten der kritischen Herzmasse bezeichnet, allerdings war der Verstorbene mit 1.87 m überdurchschnittlich groß und offenbar auch sportlich.

Pathohistologische Zweituntersuchung
Nicht ganz frische, bereits vernarbte, diffuse, herdförmig betonte **Myokarditis** mit multiplen, frischen aktiven Muskelfaseruntergängen mit umgebender leukozytärer

Infiltration, im Wesentlichen Lymphozyten und Makrophagen. Endotheliitis von Arteriolen. Herdförmig nicht weiter definierte Partikeleinlagerungen vakuolär. Der Befund wäre mit einer Corona-‚impf'-bedingten Myokarditis vereinbar, wobei die Erstimpfung mindestens 8 Wochen zurückliegen müßte.
Minimale lymphozytäre Vaskulitis im Gehirn. Anschnitte von Koronararterien ohne Atherosklerose, jedoch mit alterstypischen fibromuskulären Beeten sowie lymphozytärer Perivaskulitis.
Im Weiteren positiver **Spike-Proteinnachweis** vorwiegend in Endothelien der Herzmuskelgefäße und ausgeprägte Spike-Protein-assoziierte Elastikadestruktion. Nachgewiesen im Herz, in den Koronararterien und kleinen Hirngefäßen.
Als Todesursache muss die teils abgeheilte, teils floride Myokarditis gelten. Ein Zusammenhang mit den erfolgten Corona-‚Impfungen' ist **mit an Sicherheit grenzender Wahrscheinlichkeit** gegeben. Dies wird durch die Spike-Markierungen im Myokard, insbesondere in den dortigen Arteriolenwänden, sowie durch die ausgeprägte Elastikadestruktion in Gefäßwänden von Herz und Hirn gestützt.
Ferner fanden sich ortsfremde Materialien im Herzen.

29J / w / 1x Com / 21 **F128**

Todes- und Impfvorgeschichte

1. Impfung am 04.04.21 mit Comirnaty, Chargennummer unbekannt, Tod 21 Tage danach

Am Vormittag kollabiert mit Herz-Kreislaufstillstand. Bei Vor-Ort-Reanimation massive Aspiration. Nach Absaugen, Intubation, Fenistil, Prednisolon und Suprarenin Notfalleinlieferung unter Fortführung der Reanimationsmaßnahmen (Beutelbeatmung).
Notfalllaborauffälligkeiten:

- Hb 7,0; Thrombozyten 27x103/µl Ref (220-406); Leukozyten 2,5x103/µl Ref (4,4-11,3), somit Zeichen einer Anämie, Thrombozytopenie und Leukozytopenie
- Quick (Gerinnung) 11 %; Norm 70 – 100 %
- Hypoalbuminämie 1,4 g/dl; Norm 3,4 – 4,8 g/dl

Eine Blutbildungsstörung war zuvor nicht bekannt.
Tod auf der Intensivstation am 25.04.2021 nach erfolgloser ärztlicher katecholaminresistenter Reanimation.

Medizinische Vorgeschichte

- Multiple Sklerose (mit 14-tägiger Plegridy-Antikörper-Behandlung stabil)
- Asthma
- Schwere Kreuzallergie auf Nüsse und Äpfel

Ein Ermittlungsverfahren wurde eingeleitet.

Obduktion (Rechtsmedizin)

Leichnam einer 29 Jahre alt gewordenen Frau, 164 cm, 59 kg.
Herz: Zeichen einer chronischen lymphozytären Myokarditis mit Ödem und fokal aktzentuierten Fibrosearealen.

Knochenmark regelrecht blutbildend.
Rachenschleimhaut ödematös mit entzündlicher Infiltration durch eosinophile Granulozyten und vereinzelt Mastzellen. Dies kann als Korrelat für eine allergisch bedingte Reaktion interpretiert werden.
Zu einem möglichen Zusammenhang mit der 21 Tage vor dem Tod stattgehabten Corona-‚Impfung' wird im Gutachten der Rechtsmedizin nicht Stellung genommen. In dem sich auf dieses Gutachten beziehenden Brief der Staatsanwaltschaft zum Ermittlungsverfahren findet sich folgende Formulierung: „Eine Kausalität der Covid-19-Schutzimpfung für den Todeseintritt ließ sich nicht feststellen."

Pathohistologische Zweituntersuchung
Die von der Rechtsmedizin bereits diagnostizierte **Myokarditis** ist zu bestätigen. Die Myokarditis geht mit eindeutigem Nachweis von Spike-Protein in den intramuralen Blutgefäßen des Herzens und in Myokardfasern einher – bei negativer Nukleokapsid-Immunhistochemie. Somit ist die 21 Tage zuvor stattgehabte Corona-Impfung als Ursache der Myokarditis zu sehen.
Spike-Proteine konnten auch in den Rachentonsillen nachgewiesen werden. Der entzündliche Vorgang in den Rachentonsillen steht jedoch nicht im Zusammenhang mit dem Todesgeschehen.
Das Gehirn im Ganzen in Formalin wurde uns zugestellt und an die Neuropathologie Düsseldorf übergeben. Hierbei geht es im Wesentlichen um die neuropathologische Bestätigung der vorbestehenden multiplen Sklerose. Wir erwarten jedoch keine zusätzlichen Informationen hinsichtlich der Corona-impfbedingten Todesursache.
Die Corona-Impfung hat mit **an Sicherheit grenzender Wahrscheinlichkeit** zum kardialen Tod geführt.

F138

60J / m / 1x Jan / 61
Todes- und Impfvorgeschichte
1. Impfung am 20.9.21 mit Janssen 21C16-01, Tod 61 Tage danach
Nach Auskunft des Bruders, welcher auch die Obduktion veranlasste, stellte sich bei dem 60-Jährigen nach der Corona-‚Impfung' ein sofortiger Leistungsabfall ein, der von einer Gewichtszunahme begleitet wurde; er habe keine bekannten Vorerkrankungen gehabt und sei als Wanderleiter sehr aktiv gewesen.
Am 05.11.2021 kollabiert und nach erfolgloser Reanimation verstorben. Verdacht auf Th4-Syndrom (Rücken- und HWS-Schmerzsyndrom).

Obduktion (Pathologie)
Männlicher Leichnam, 169 cm, 80 kg.
Anamnese: Zustand nach Pleuritis, zudem seit 2016 Parästhesien im rechten Arm. Vor ca. 4 Jahren Verdacht auf Unterschenkelthrombose ohne ärztliche Behandlung. In letzter Zeit Durchblutungsstörungen der Extremitäten. In den letzten Monaten nächtliche Atemnot, Nasenbluten.
Zwei Tage vor dem Tod akute Atemnot. Ambulante ärztliche Untersuchung ergab einen hohen Blutdruck, stationäre Behandlung abgelehnt.

Todesursache: Fulminante beidseitige Lungenembolie bei rezidivierenden Beinvenenthrombosen mit rechtskardialem Kreislaufversagen.
Unmittelbar todesursächlich stellen sich Thromben mit älteren und frischen Anteilen in den zentralen Lungenarterien beidseits dar. Zudem ließen sich abgelaufene tiefe Beinvenenthrombosen nachweisen, die somit den wahrscheinlichen Ausgangspunkt der Lungenembolien darstellen.
Weitere **Hauptbefunde**:
- Linksventrikulär betonte Herzhypertrophie bei altersbezogen geringer Atherosklerose
- Geringgradige intraalveoläre Siderose
- Initial benigne Glomerulosklerose als Zeichen eines chronischen arteriellen Hypertonus

Nebenbefunde: Fettleber (30 %), initiales, subpleural betontes Emphysem, geringe Struma colloides nodosa.
„Ein Zusammenhang mit der ca. 9 Wochen zuvor erfolgten und somit bereits länger zurückliegenden Covid-Impfung erscheint unwahrscheinlich."

Pathohistologische Zweituntersuchung
In einer größeren Pulmonalarterie fand sich ein nicht ganz frischer **Thrombus** und perivaskulär abszedierende Entzündungen. Kein Lungeninfarkt in den untersuchten Entnahmen, jedoch disseminierte Granulombildungen und lymphozytäre Perivaskulitis in der Lunge. In verschiedenen Organen teils kompakte, teils stäbchenförmige **Partikelablagerungen** mit Doppeltlichtbrechung (Herz, Lunge, Niere, Nebenniere, Pankreas, gastrointestinale Mukosa).
Herdförmig rezidivierende noch gering aktive **Myokarditis** in verschiedenen Stadien. Ausgeprägte Partikelablagerungen, wie bereits häufig nach Corona-Impfungen beobachtet.
Histomorphologisch finden sich Hinweise auf die stattgehabte Impfung. Ein wesentlicher Beitrag der Corona-Impfung am Todesgeschehen ist **wahrscheinlich**, jedoch nicht beweisbar.

59J / m / 3x Com / 417, 380, 242 **F139**
Todes- und Impfvorgeschichte
1. Impfung am 03.06.21 mit Comirnaty 1C011A, Tod 417 Tage danach
2. Impfung am 10.07.21 mit Comirnaty FC1440, Tod 380 Tage danach
3. Impfung am 25.11.21 mit Comirnaty SDEWS, Tod 242 Tage danach
Der Verstorbene klagte seit Februar 22 über Rückenschmerzen. Am 18.07. ging er aufgrund seines schlechten Zustandes ins Krankenhaus. Dort fanden sich:
- Thrombosen und Entzündungen der Herzklappen. Im CT zeigte sich eine vergrößerte Milz und Thrombosen in Leber und Nieren.
- Am 23.07. Bewustseinsverlust, Hirnblutung im CT nachweisbar, Verlegung in die Neurologie, dort Not-OP zur Druckentlastung.

Tod am 25.07.2022 (aufgrund der Zerstörung großer Hirnbereiche wurde die Beatmung abgeschaltet).

Obduktion (Pathologie und Neuropathologie)
Klinische Angaben: Endokarditis > zerebrale Ischämie > Einblutung > Ausräumung ICB > Nachblutung (SDH + EPH) > Hirndruck > Einklemmung > Hirntod
Todesursache: Tod durch rechtsseitige Ventrikelblutung bei intrakraniellen Hämorrhagien.
Weitere pathologisch anatomische Diagnosen:

- Endokarditis der Mitralklappe auf dem Boden degenerativer Veränderungen
- Septische Embolien in der Arteria subclavia und im linken Lungenunterlappen
- Hämorrhagien und partielle Infarktareale im Gehirn können Residuen septischer Herdembolien ohne nachweisbare Erreger sein. Es finden sich jedoch keine typischen Ausbreitungsmuster von septischen Embolien oder septischen Infarkten ins Gehirn.
- Thrombosen der Unterschenkel beidseits
- Milzinfarkt
- Pleuraerguss
- Perikarderguss
- Schocknieren beidseits
- Lungeneinblutungen, -ödem, -emphysem

Nebendiagnosen: Hyperplastische Schilddrüsenknoten beidseits, Sigmadivertikel, Hämangiom der Wirbelsäule
Kommentar: Zum sicheren Ausschluss einer kongophilen Angiopathie müsste das Material referenzpathologisch begutachtet werden. Dies kann zusätzliche Kosten verursachen. Falls diese gewünscht ist, bitten wir um Rückmeldung.
Spezifische Hinweise auf einen Zusammenhang mit stattgehabter Impfung gegen Covid-19 vor über 6 Monaten finden sich nicht.

Pathohistologische Zweituntersuchung
Es finden sich mehrere Organläsionen, die für sich allein schon als Todesursache in Frage kommen.
Letztendlich dürfte eine akute multilokuläre **Hirnblutung und eine Subarachnoidalblutung** zum Tod geführt haben. Dies mit hoher Wahrscheinlichkeit aufgrund einer Spike-toxisch bedingten Mikroangiopathie mit Destruktion elastischer Lamelllen. Im Gehirn fand sich eine offensichtlich frische Blutung ohne Hämosiderinablagerung. Daneben besteht aber auch eine mehrzeitig abgelaufene schwere **Myokarditis** mit Endokarditis, die für sich alleine genommen eine hinreichende Todesursache darstellen würde. Für ein bakteriell toxisches Geschehen finden sich keine Hinweise. Zusätzlich fand sich ein nicht ganz frischer Milzinfarkt mit Perisplenitis , sowie ein kleiner frischer Embolus in der Lunge.
Das Todesgeschehen wurde **mit an Sicherheit grenzender Wahrscheinlichkeit** durch die gut dokumentierten Corona-impffolgetypischen Gefäßschäden und die Myokarditis bedingt. Dies wird durch den positiven Spike-Nachweis und die entzündlichen Infiltrate der Myokarditis weiter belegt.

F152

21J / m / 2x Com / 170, 130
Todes- und Impfvorgeschichte
1. Impfung am 10.04.21 mit Comirnaty FC3095, Tod 170 Tage danach
2. Impfung am 20.05.21 mit Comirnaty FE6975, Tod 130 Tage danach
Am Todestag, dem 27.09.2021, ging der 21-Jährige mit 2 Freunden weg, kam aber nicht zurück. Stattdessen wurde er später am Nachmittag auf dem Rücken liegend gefunden. Die umgehend begonnene Reanimation, die durch den Rettungsdienst fortgesetzt wurde, blieb erfolglos.
Nach Angaben der Familie sei es dem Verstorbenen schon am Morgen des Todestages nicht gut gegangen, er habe über Brustschmerzen und Appetitlosigkeit geklagt. Keine Vorerkrankungen, keine Medikamente (außer den Corona-‚Impfungen').

Obduktion (Rechtsmedizin)
21 Jahre alt gewordener Mann, 183 cm, 109 kg.
Erhöhtes Herzgewicht (520 g). Links- und Rechtsherzhypertrophie, Verdacht auf akutes Geschehen bei Myokardhypertrophie. Lidocain wurde rechtsmedizinisch in hohen Konzentrationen festgestellt (wahrscheinlich vom Notarzt verabreicht worden). Milz 450 g, Leber 2770 g.

Pathohistologische Zweituntersuchung
Es fanden sich in den Organen keine histopathologischen Befunde, die den plötzlichen Tod erklären könnten. Im Myokard konnte kein Spike-Protein nachgewiesen werden. Ablagerungen kleiner, kristallin-stäbchenförmiger, intravakuolärer Partikel fanden sich in einigen Myokardschnitten und in Schnitten des Pankreas.
Ein Zusammenhang des plötzlichen Todes mit den Corona-Impfungen kann **weder belegt noch ausgeschlossen** werden.

F159

16J / w / 2x Com / 58, 26
Todes- und Impfvorgeschichte
1. Impfung am 08.06.21 vermutlich mit Comirnaty, Chargennummer unbekannt, Tod 58 Tage danach
2. Impfung am 10.07.21 mit Comirnaty, Chargennummer unbek., Tod 26 Tage danach
14 Tage nach der 1. Impfung Vorstellung in der hausärztlichen Praxis des Impfarztes wegen allgemeiner Schwäche und Rückenschmerzen. Behandlung mit Buscopan und Ibuprophen.
Drei Tage nach der 2. Impfung klagte die Patientin über Schmerzen im rechten Arm. Am 15.07. (5 Tage nach der Impfung) kollabierte die Patientin. Nach einstündiger Reanimation und notärztlicher Versorung erfolgte die intensivmedizinische Versorgung im Krankenhaus.
Im weiteren Verlauf wurde ein Sauerstoffmangelschaden des Gehirns, eine Niereninsuffizienz und eine tiefe Thrombose der linksseitigen Armvenen mit Schwellung des linken Arms diagnostiziert.
Am 23.07.21 sind bei einer Herzkatheteruntersuchung Gewebeproben aus der rechten Herzkammer entnommen worden. Die feingewebliche Untersuchung der Biop-

sien habe eine „mäßiggradige chronische Myokardschädigung mit interstitieller Remodellierung des Myokards und einer vermehrten Einlagerung von Makrophagen" ergeben, wobei die chronische Schädigung des Herzmuskels Folge einer länger zurückliegenden Entzündungsreaktion oder einer angeborenen, genetisch bedingten Schädigung des Stoffwechsels der Muskelzelle gewesen sein könne. Der Zustand der Betreffenden habe sich verschlechtert; sie sei schließlich am 05.08.2021 infolge „Hyperkaliämie" nach „hypoxischer Nierenschädigung" verstorben.
Vorerkrankungen seien nicht bekannt, jedoch sei die Patientin in letzter Zeit vermehrt antriebslos und müde gewesen.

Obduktion

- Ältere, eingeblutete Herzmuskelnekrosen in der Kammertrennwand und in der Stellmuskulatur der zweizipfeligen Segelklappe.
- Ältere Blutansammlung im Herzbeutel (ca. 270 ml) nach aus der Vorgeschichte bekannter Biopsie der rechten Herzkammer am 23.07.21.
- Zeichen der schweren Sauerstoffmangelschädigung des Hirngewebes mit Hirnödem und Hirndruckzeichen.
- Entzündliche Veränderungen der Atemorgane.
- Lungenödem.
- Septische Erweichung der vergrößerten Milz (Organgewicht 362 g).
- Schlaffe Konsistenz der vergrößerten Leber sowie trübe Schwellung der Nieren.
- Zeichen der **generalisierten Blutgerinnungsstörung.**
- Bauch- und Brusthöhlenergüsse beidseits.
- **Thrombotischer Verschluss** der linken Unterschlüsselbein- und Armvenen.
- Generalisierte, geringgradige Arteriosklerose.

Feingewebliche Untersuchung:

- Ausgeprägte interstitielle Lungenentzündung mit bakterieller Superinfektion (Bronchopneumonie).
- Schwere chronische Schädigung der Herzmuskulatur wie bei chronisch-aktiver Myokarditis mit teilweise flächigen Nekrosen der Herzmuskulatur im Sinne einer akuten Exazerbation.
- Hirnödem und disseminierte Ganglien- sowie Purkinje-Zelluntergänge.
- Generalisierte Blutstauung der inneren Organe.
- Frischerer ungeschichteter Thrombus (Alter unter zwei Wochen) der Vena subclavia.

Vorläufiges Obduktionsgutachten der Rechtsmedizin

Die histologischen und immunhistologischen Befunde zeigen eine mäßiggradige chronische Myokardschädigung mit interstitieller Remodellierung des Myokards und einer vermehrten Einlagerung von Makrophagen.
Als **Todesursache** wurde im ‚Vorläufigen Obduktionsgutachten' ein septisch-toxisches Multiorganversagen u. a. bei entzündlichen Veränderungen der Atemwegorgane angegeben. Das Organversagen wiederum wurde als mittelbare Folge des

hypoxischen Hirnschadens aufgefasst, der sich durch den aus der Vorgeschichte bekannten Herz-Kreislauf-Stillstand am 15.07.21 erklären ließ.

Pathohistologische Zweituntersuchung
Im Vordergrund waren die Befunde am Myokard festzustellen mit zum Teil wochenalten, zum Teil tagealten Nekroseherden, passend zu einer stattgehabten **Myokarditis.** In Myokardfasern und in Kapillarendothelien des Myokards fanden sich deutlich **Spike-Markierungen** bei negativem Nukleokapsid.
In der Lunge waren multiple abszedierende Entzündungsherde nachweisbar, die auch am Todesgeschehen beteiligt gewesen sein müssen.
Als Nebenbefund konnte in den Ovarien immunhistologisch das Spike-Protein nachgewiesen werden.
In Zusammenschau der autoptischen Befunde, des Nachweises des impfinduzierten Spike-Proteins sowie der nach den beiden Impfungen geschilderten Beschwerden der Verstorbenen und im Einklang mit der aktuellen verfügbaren wissenschaftlichen Literatur sind die beiden Impfungen mit Corminaty **mit an Sicherheit grenzender Wahrscheinlichkeit** todesursächlich, zumal relevante Vorerkrankungen bei der Jugendlichen nicht vorlagen.

F160

54J / m / 2x Com, 1x Mod, 1x Com / 641, 622, 426, 144
Todes- und Impfvorgeschichte
1. Impfung am 14.05.21 mit Comirnaty EX8679, Tod 641 Tage danach
2. Impfung am 02.06.21 mit Comirnaty FC3095, Tod 622 Tage danach
3. Impfung am 15.12.21 mit Moderna Lot 3004233, Tod 426 Tage danach
4. Impfung am 23.09.22 mit Comirnaty GH9715, Tod 144 Tage danach

Medizinische Vorgeschichte
- Systemischer Lupus erythematodes (SLE)
- Polyarthritis
- Arterielle Hypertonie
- Koronare Herzkrankheit
- Hashimoto-Thyreoiditis
- Vorhofflimmern mit Einnahme von Eliquis (Apixaban-Thrombokinasehemmer)
- Zustand nach Hüft-TEP

Ab einer Woche nach der 4. Corona-Impfung (am 23.09.22) nahezu durchgehend krank, insbesondere Belastungsdyspnoe.
Ende Oktober 22 wurde eine periphere Lungenembolie beidseits im CT diagnostiziert, welche zu einem 4-wöchigen Krankenhausaufenthalt führte. Diese Lungenembolien entstanden unter Einnahme von Antikoagulantien wegen Vorhofflimmerns seit ca. 6 Monaten. Im Krankenhaus erfolgte die Umstellung auf Marcumar. Daraufhin nachmittäglich ungeklärtes Fieber. Kein Tumor oder Infekt auffindbar.
Es wurde ein Schub des SLE vermutet und mit Kortison therapiert. Zwischenzeitlich wurde ein Harnwegsinfekt diagnostiziert und antibiotisch behandelt.

Im Januar 23 persistierende Kurzatmigkeit mit Pleuraergüssen; Diuretika und Pleurapunktionsbehandlung.
Thorax-CT morphologisch wie ‚Covid'-Lunge, jedoch Corona-PCR und Schnelltest negativ.
Bronchoskopie zur Erregerdiagnostik zunächst ergebnislos.
Hochdosis Kortison (wegen SLE) bringt wenig Besserung.
Drohendes Nierenversagen → Dialysebehandlung.
Am 02.02.23 (11 Tage vor dem Tod) tonisch-klonischer Krampfanfall, Nachweis einer Temporallappenblutung. Auf der neurologischen Intensivstation hohe Katecholamindosen mit schweren Nebenwirkungen (Nekrosen der Fingerkuppen), Erythrozytenkonzentrate sowie nosokomiale Erreger im Bronchialsekret (P. aeruginosa, K. pneumoniae).
Fulminanter Verlauf mit septischem Schock und Multiorganversagen unter 3-facher Antibiose. Tod am 13.02.2023.

Obduktion (Pathologie)
Todesursache: Multiorganversagen im Rahmen einer diffusen alveolären Hämorrhagie, exazerbiert durch eine stark chronische, vorgeschädigte Lunge mit zudem zerebraler hämorrhagischer Infarzierung mit Ischämie.
Hauptdiagnosen
Diffuse alveoläre Hämorrhagie mit Zeichen eines protrahierten Schockgeschehens
- Desquamation der Alveolardeckzellschicht mit hämorrhagischem Lungenparenchym
- Schock-Nieren mit Rinden-Mark-Demarkation
- Blutgestaute parenchymatöse Organe
- Zerfließliches Milzparenchym
- Seröser Aszites (200 ml), Ikterus
- **Multiple Hirnblutungen mit hämorrhagischen Infarzierungen** und 6x4x3,5 cm großem Parenchymdefekt im Temporallappen im Sinne eines hämorrhagischen Infarktes (Neuropatho-Bericht)

Pulmonal betonte Zeichen eines SLE
- Pleuritis mit verdickten Pleurablättern
- Schwergradig interstitielle Lungenerkrankung mit massiv fibrotischem Aspekt, metaplastischen Knochenneubildungen und Ausbildung von hyalinen Membranen im Lungenparenchym sowie chronisch-lymphoplasmazelluläre Entzündungsreaktion
- Leichtgradige Glomerulosklerose

Zeichen einer chronischen Schädigung des Herzens
- Linksventrikuläre Myokardhypertrophie (Herzgewicht 550 g, Myokardstärke li. 1,9 cm)
- Interstitielle Fibrose sowie chronische Infarktareale
- Mäßiggradige Koronarsklerose mit Lumenobliteration von 20 %

Mäßig bis hochgradige Atherosklerose mit infrarenaler Betonung
- Plaques der Aorta mit infrarenaler Betonung

Nebendiagnosen: Meckel-Divertikel, leichtgradige Thyreoiditis, Cholezystolithiasis und Choledocholithiasis

Pathohistologische Zweituntersuchung
Neben einer Vernarbung im Myokard war vereinzelt eine floride, rundzellige Infiltration nachweisbar, die an die Möglichkeit einer **lymphozytären Myokarditis** denken läßt. Die immunhistochemische Untersuchung auf das Spike-Protein ergab eine deutliche Positivität in den Kapillarendothelien des Myokardinterstitiums sowie in Endothelien der Gefäße des subepikardialen Fettgewebes.
Die in der Pathologie geäußerte Verdachtsdiagnose auf eine interstitielle Lungenfibrose war aufgrund unserer histochemischen Untersuchungen leichtgradig und nicht hinweisend auf eine systemische Lungenerkrankung. Die immunhistochemische Untersuchung auf das Spike-Protein ergab eine deutliche Positivität in den Alveolarmakrophagen und den Typ-II-Pneumozyten sowie eine schwache Positivität in den Gefäßendothelien.
Eine Hashimoto-Thyreoiditis ist in der vorliegenden Untersuchung auszuschließen.
Unsere Untersuchungen sprechen für postvakzinale Läsionen im Myokard und in der Lunge. Somit besteht **mit hoher Wahrscheinlichkeit** ein Zusammenhang des Todesgeschehens mit den stattgehabten Corona-‚Impfungen'.

72J / w / 6x UNBEK / xx, xx, xx, xx, xx, xx **F164**
Todes- und Impfvorgeschichte
„3x geimpft, 3x aufgefrischt."
72 Jahre alte Frau, die am 02.04.2023 tot im Bett aufgefunden wurde. Privatautopsie wurde durchgeführt. Einige Zeit vor dem Tod klagte die Frau über Müdigkeit und Husten.

Obduktion (Rechtsmedizin)
Hauptdiagnosen
- Kardiomegalie (600 g) bei Kleinwuchs
- Dilatative Kardiomyopathie im Endstadium, dysfunktionale AV-Klappen
- Generalisierte Koronarstenose, „verschlossene Gefäße"
- Flüssigkeitsansammlungen in Herzbeutel und Brusthöhle wurden als Zeichen eines bereits lange stattfindenden Krankheitsprozesses gewertet (Decompensatio cordis)

Schlussfolgerung: Akut tödlicher Infarkt bei schwer vorgeschädigtem Herz.
Histologie: Erhebliche Fibrose und Hypertrophie-Merkmale. Keine Anzeichen von ‚Dys-Array'. Kontraktionsbandnekrose und eosinophile Degeneration werden vor allem in den Papillarmuskelfeldern mit aufgelöstem kontraktilem Gewebe beobachtet. Felder mit Hypertrophiekernen. Deutliche Granulozyten- und Lymphozytenvermehrung zwischen den Herzmuskelfasern, vor allem in den Gefäßen. Auffällig ist der Anstieg des Lipofuszinpigments.
Schlussfolgerung: Hoch vorbelastetes Myokard mit Anzeichen einer anhaltenden Hypoxie und einer kürzlich aufgetretenen Ischämie. Mögliche Anzeichen einer lymphatischen Aktivität.

Pathohistologische Zweituntersuchung
Bei den Asservaten handelte es sich um 3 Myokardschnitte. Eine umfassende pathohistologische Begutachtung war aufgrund der spärlichen Informationen und der wenigen Asservate nicht möglich.
Myokard 1: Keine Nekrosen. Keine Anzeichen interstitieller Entzündungen.
Myokard 2: Kleinherdige Fibrosen und geringe rundzellige Infiltration.
Spike: Keine Spike-Markierungen nachweisbar.
Myokard 3: Kleinherdige Vernarbungen. Keine interstitielle Entzündung, keine Nekrosen.
Immunhistochemisch konnten keine Spike-Markierungen nachgewiesen werden.
Aufgrund der unzureichenden Entnahmen aus dem Myocard durch die Rechtsmedizin war eine Diagnose hinsichtlich einer impfinduzierten Myocarditis infolge einer Spiketoxizität nicht möglich. Außerdem war eine Nachuntersuchung unmöglich, weil die Organe nicht asserviert wurden.

Ext

61J / m / 2x Com / 123, 98
Todes- und Impfvorgeschichte
61-jähriger multimorbider Mann verstarb nach einmonatigem Aufenthalt im Krankenhaus am 08.10.2021. Es wurde eine klinische Obduktion veranlasst.
1. Impfung am 07.06.21 mit Comirnaty EW5279, Tod 123 Tage danach
2. Impfung am 02.07.21 mit Comirnaty FA8016, Tod 98 Tage danach
Der Patient erhielt zwischen zwei Behandlungsperioden einer Zytostatikatherapie kombiniert mit Rituximab zwei Dosen des Impstoffes.

Medizinische Vorgeschichte
In den letzten sechs Jahren vor dem Tode wurden mehrere Malignitäten diagnostiziert. Unter anderem wurde ein Schilddrüsenkarzinom diagnostiziert, welches mit einer totalen Thyreoidektomie behandelt wurde. Ein Prostatakarzinom wurde mit Prostatektomie behandelt. Ein rezidivierendes follikuläres B-Zell-Lymphom musste wiederholt mit Chemotherapie behandelt werden, die letzten vier Chemotherapien in Kombination mit Rituximab. Der Patient erholte sich zunächst vom letzten Rezidiv des Lymphoms, die bildgebenden Verfahren zeigten eine Abnahme des Tumorvolumens. Wenige Tage nach der letzten Chemotherapie und zwei Monate nach der 2. Impfung wurde der Patient jedoch mit einer akuten Infektion ins Krankenhaus eingeliefert. Bald darauf entwickelte er ein Leberversagen und das Bild eines Guillain-Barré-Syndroms (GBS) mit akuter Polyneuropathie mit Schwäche in den Armen und Beinen sowie eine beidseitige Fazialisparese.
Obduktion (Pathologie)
Todesursache: Zeichen des akuten Leberversagens und Vaskulitis mit akutem Hirninfarkt in der Medulla oblongata.
Hauptbefunde: Massive Myeloradikulitis und T-Zell-Infiltrate in Gehirn, Leber, Pankreas und Nieren.

Pathohistologische Untersuchung

In der Leber fanden sich konfluierende, zentrilobuläre Nekrosen und eine ausgeprägte, läppchenzentral akzentuierte intra- und extrazelluläre Cholestase. Die Nieren zeigten das Bild einer cholestatischen Nephropathie.

Im Gehirn fanden sich lymphoide perivaskuläre Zellinfiltrate in Frontal- und Temporallappen und der Medulla oblongata. Im Corpus callosum und in der Medulla oblongata sah man herdförmig das Bild einer Vaskulitis mit umgebenden frischen Hirninfarkten von bis zu 4 mm Durchmesser.

Aufgrund des klinisch beschriebenen GBS wurden das Rückenmark, die angrenzenden radikulären Nerven und die Axillarisnerven untersucht. Histopathologisch wurde in den radikulären Nerven ein dichtes lymphatisches Infiltrat intra- und perineural mit abnehmender Intensität von zervikal nach lumbal gefunden.

Im Rückenmark fanden sich vereinzelt lymphoide Infiltrate, insbesondere perivaskulär. In den Schnitten der axillären Nerven wurde ein lockeres lymphatisches Zellinfiltrat gesehen, das teilweise auch perineural nachweisbar war.

Auch in Leber, Nieren und Pankreas fanden sich fleckförmige lymphozytäre Infiltrate.

Immunhistochemisch waren die lymphoiden Infiltrate vom T-Zell-Phänotyp, CD3-positiv und CD20-negativ. Unter den T-Lymphozyten überwogen CD4-positive Zellen, wobei auch einige wenige CD8-positive Zellen vorhanden waren.

Mikroskopisch fanden sich keine Reste des follikulären B-Zell-Lymphoms oder eines anderen Malignoms.

Die **massive Myeloradikulitis und Vaskulitis,** wie häufig nach diesen Corona-Impfungen zu sehen, lassen einen Zusammenhang zwischen den beiden stattgehabten Corona-Impfungen und dem Todesgeschehen **mit an Sicherheit grenzender Wahrscheinlichkeit** annehmen.

2. Biopsien

F39B

43J / w / 1x Com
Haut-Muskelbiopsie von der unteren Extremität einer 43-jährigen Frau

Impf- und Krankheitsvorgeschichte
Die 43-Jährige berichtet von einer Covid-19-Infektion im Januar 21 und einer 6 Monate danach erhaltenen Corona-Impfung mit Comirnaty.
1. Impfung am 08.07.21 mit Comirnaty FE7011, Biopsie 254 Tage danach
Danach traten erhebliche Impfnebenwirkungen unterschiedlicher Natur, insbesondere Durchblutungsstörungen der Beine auf. Sonographisch wurde in der A. poplitea dorsal eine Gefäßwanddoppelung (Wandverdickung ca 0,6 mm) gefunden.
Auch in der distalen A. tibialis anterior und der A. tibialis posterior findet sich eine Aktzentuierung der dorsalen Gefäßwände mit beschriebener Gefäßwanddoppelung. Auffällig war ein verschärftes Flussprofil, was auf einen erhöhten peripheren Widerstand im weiteren Kapillarbett hinweisen kann. Zur Abklärung wurde eine Haut-Unterhaut-Muskelbiopsie vom Unterschenkel entnommen. Eine primäre Untersuchung der Biopsien erfolgte mit der Diagnose: „Minimale oberflächliche periadnexielle Dermatitis und geringe vordergründige lymphozytäre Pannikulitis. Kein Anhalt für Malignität" (Pathologie am Städtischen Klinikum Dresden).

Begutachtung eines Haut-Muskelbiopsats
Makroskopische Beurteilung: 7x5 mm messendes Hautexzisat mit bis 10 mm breit anhängendem Weichgewebe.
Mikroskopische Beurteilung: Vorliegend 5 Objektträger, Färbungen HE und Kongorot. Immunhistologie CD1a, SARS-Nucleokapsid, SARS-Spike-Protein.
An der Oberfläche regelrechtes, mehrschichtiges Plattenepithel mit Verhornung. Pigmentation im Basalzellbereich. Vermehrt dendritische, intraepitheliale Zellen. Subepithelial kleinere Gefäße mit perivaskulären lymphozytären Infiltraten. Leichte Gefäßwandverdickung und vereinzelt Hyalinisierung. Vereinzelt auch vollständig obliterierte kleinste Arteriolen. Straffes Fasergewebe mit unauffälligen Hautanhangsgebilden. Im subkutanen Fettgewebe Anschnitt einer mittelgroßen Arterie mit herdförmiger Ablösung des Endothels und leichter Hyalinisierung der Gefäßwand. Im Weiteren quergestreifte Muskulatur von regelrechter Struktur ohne entzündliche Infiltrate.
In der Kongorotfärbung zeigen die leicht verbreiterten Gefäßwände herdförmig eine schwach positive Reaktion für Amyloid sowohl subepidemal als auch deutlicher im Fettgewebe.
Immunhistologisch findet sich bei Darstellung des Spike-Proteins eine positive Markierung der Endothelien sowohl in Kapillaren als auch in kleineren Arteriolen. Auffällig außerdem herdförmig zytoplasmatische Expression in einzelnen intraepithelialen Zellen. (**Spike-Protein positiv**).
Demgegenüber bei Darstellung des Nukleokapsid an keiner Struktur derartige Markierungen (**Nukleokapsid negativ**).

Im Hinblick auf die vermehrten dendritischen Zellen im Epithel, die vereinzelt auch Spike-Protein exprimieren, wurde noch eine immunhistologische Untersuchung auf CDla durchgeführt. Hierdurch werden die sogenannten Langerhans-Zellen dargestellt, die eine wichtige immunologische Funktion im Epithel wahrnehmen. Tatsächlich stellen sich zahlreiche Langerhans-Zellen positiv dar, überwiegend suprabasal gelegen mit z.T. langen, bis unter die Hornschicht reichenden dendritischen Ausläufern. Im übrigen Gewebe keine positive Reaktion.

Diagnose: Ausgeprägte, teilweise obliterierende entzündliche Vaskulopathie mit Amyloidablagerungen und positiver Expression des Spike-Proteins.
Oberflächliche periadnexielle Dermatitis mit geringer, überwiegend lymphozytärer Pannikulitis.
Vermehrung interepithelialer Langerhans-Zellen; herdförmig mit Spike-Proteinexpression in der Epidermis.

Epikrise: Die Gefäßveränderungen sind mit dem klinischen Befund eines erhöhten peripheren Widerstandes im Kapillarbett gut vereinbar. Die Amyloidablagerungen in den Gefäßwänden und der positive Befund für das Spike-Protein sprechen für eine Assoziation und wahrscheinlich ursächliche Rolle des Corona-Virus-assoziierten und impfassoziierten Spike-Proteins.
Die perivaskuläre, fast ausschließlich lymphozytäre Vaskulitis und die deutliche Vermehrung dendritischer Langerhans-Zellen in der Epidermis sprechen für einen fortdauernden immunologisch-entzündlichen Prozess.
Eine Myositis zum Zeitpunkt der Biopsieentnahme konnte in dem oberflächlich entnommenen Material nicht nachgewiesen werden. Kein Anhalt für Malignität.

Biopsat von der Wade links (Juli 23)
Fragestellung: Beurteilung der elastischen Fasern
HE: Regelrecht geschichtete Epidermis mit geringfügiger Orthokeratose in der oberen Dermis. Kapillaren mit geringfügiger Endothelschwellung und vereinzelt perikapillärer Rundzellinfiltration.
Elastica: Deutliche Fragmentierung und Verklumpung der elastischen Fasern
Berliner Blau: Negativ.
Spike: Spike-Positivität in den Kapillarendothelien und den umgebenden Fibrozyten
Nukleokapsid: Negativ.

Epikrise: Obliterative Mikroangiopathie mit Nachweis von Spike-Protein und Spike-induzierter Amyloidbildung in den Gefäßwänden.
Hiermit ist eine **mit an Sicherheit grenzender Wahrscheinlichkeit** durch Spike-Toxizität induzierte Gewebschädigung gegeben.

Die Patientin hatte zusätzlich im Oktober 22 im Institut in Reutlingen ein Röhrchen mit ihrem Blut zur Untersuchung abgeben. Im Schnittpräparat zeigt sich ein atypischer Thrombus ohne erkennbare Schichtung. Solche Thromben sind nicht selten nach den Corona-Impfungen zu sehen.

F113B

38J / m / 2x Com
Hautbiopsie eines 38-jährigen Mannes

Impf- und Krankheitsvorgeschichte
1. Impfung am 22.10.21 mit Comirnaty, Chargennummer unbekannt
2. Impfung am 10.03.22 mit Comirnaty, Chargennummer unbekannt
Zehn Tage nach der 1. Impfung Erkältungssymptome, zwei Tage später PCR-Test-positiv. Fünftägige Bettlägerigkeit, Fieber bis 39,4 Grad C mit Kopf- und Halsschmerzen, Husten, Lungenschmerzen, besonders beim Husten. Ab Anfang November Arbeitsunfähigkeitsbescheinigung. Dauer etwa 12-13 Tage lang.
Dauerhafte Beschwerden mit Diagnose „Long Covid“: Stechen in der linken Brust, anfangs bis zu 12-mal, jetzt einmal pro Woche unabhängig von Bewegung oder Tätigkeit. Dauerhaft Kopfschmerzen und Konzentrationsschwäche.
Nach der 2. Impfung am Folgetag „teilweise extremes Stechen“ in der Brust, Notfallaufnahme, jedoch ohne pathologischen Befund, wurde nicht mehr ernst genommen. Insgesamt starke Verschlechterung der Symptome mit zunehmender Konzentrationsschwäche und Kopfschmerzen, fühlt sich benebelt. Zunehmende Vergesslichkeit. Aufenthalt in Rehaklinik (Rehakliniken Schmieder) vom 14.03. bis 14.04.22.

Konsiliardiagnose
I: An der Oberfläche erhaltene Epidermis ohne Basalzellschäden und ohne entzündliche Infiltrate. Unmittelbar subepithelial Gefäße mit deutlicher Endothelschwellung und herdförmigen perivaskulären entzündlichen, vorwiegend lymphozytären Infiltraten. In der Tiefe Elastikadestruktionen.
II: Subkutanes Fasergewebe mit Elastikadestruktionen.

Interpretation
Deutliche **Vaskulitis** unmittelbar subepidermal mit Endothelschwellung und perivaskulären Infiltraten überwiegend durch T-Lymphozyten, daneben auch mononukleäre Phagozyten. Deutliche Spike-Markierung der Endothelien und Entzündungszellen bei negativem Nukleokapsid. Keine Spike-Protein-Markierung der Epidermis und entsprechend normale Epidermis korrespondierend zum Fehlen sichtbarer Hautveränderungen. **Destruktionen von elastischen Fasern** im subepidermalen Bindegewebe. Der histologische Gesamtbefund spricht mit **an Sicherheit grenzender Wahrscheinlichkeit** für eine Corona-impfbedingte Vaskulitis. Dies wird untermauert durch den immunhistochemischen Spike-Nachweis bei negativem Nukleokapsid.

F120B

63J / w / 1x Mod, 1x Com
Hirnbiopsie einer 63-jährigen Frau bei Hemiparese rechts, Gangataxie, Wesensveränderung

Impf- und Krankheitsvorgeschichte
1. Impfung am 08.12.21 mit Moderna 3005690, Biopsie 365 Tage danach
2. Impfung am 04.01.22 mit Comirnaty ACB4694, Biopsie 338 Tage danach

Vorgeschichte
Bipolare, affektive Störung, Diabetes mellitus, Hypertonie, malignes Melanom (ED 2010, Lokalisation interklavikulär, Stadium IA, pT1 Clark Level III, 0,6 mm, Resektion)
Aktuelle Krankheitsgeschichte
Juni/Juli 22: Hemiparese rechts, Gangataxie, Wesensveränderung.
Aufnahme in eine psychiatrische Landesklinik.
Verdacht auf zerebrale Metastasen (links temporal, li. Stammgangliengebiet).
Verlegung in eine Onkologie. Kein Primärtumor gefunden.
Einleitung einer Strahlentherapie. Verzicht auf Biopsie aufgrund der riskanten Lage.
November/Dezember 22: Akute Verschlechterung mit Bewusstseins- und motorischen Störungen, Psychosyndrom.
Aufnahme in eine psychiatrische Landesklinik.
cMRT zeigt massive Zunahme des pathologischen Gehirnbefundes.
07.12.22: Stereotaktische Biopsie des Thalamus links.
Neuropathologie: V.a. Vaskulitis.
Autoimmunkrankheiten sind bei der Frau nicht bekannt.
Therapie mit Kortison und Cyclophosphamid, darunter Besserung.
Ende Dezember 22: **Verdacht auf zerebrale Vaskulitis.**

Neuropathologie
Es handelt sich um mehrere Läsionen in den Stammganglien und im Thalamus links mit schneller kognitiver Verschlechterung und klinischem Verdacht auf ein ZNS-Lymphom. Es bestehe zusätzlich eine Bestrahlung in der Vorgeschichte.
Mikroskopisch fanden wir keine Hinweise auf eine Neoplasie und interpretieren das Gewebe als **ZNS-Gewebe mit intramuralen entzündlichen Infiltraten, vereinbar mit Vaskulitis**. Auch das Referenzzentrum Göttingen schloss sich unserer Interpretation an und diagnostizierte einen vaskulär betonten, entzündlichen Prozess, in erster Linie Vaskulitis.

Konsiliaruntersuchung
A: In der Übersicht dichtere Zellhaufen um Gefäße. Auch insgesamt scheinen die Zellen in der Hirnsubstanz vermehrt zu sein. Geschwollene und verquollene Gefäßendothelien mit dichten entzündlichen Infiltraten.
B: Wie A.
C: Wie A; dazu eine kleinherdige Nekrose in der Hirnsubstanz.

Interpretation
In Übereinstimmung mit den Befunden der Neuropathologie Heidelberg und Göttingen sehen auch wir eine tiefgreifende und schwerwiegende **Vaskulitis** mit Wandtexturstörung, **amyloidartigen Ablagerungen in den Gefäßwänden** und Residuen vaskulärer Wandblutungen und perivaskulärer Blutungen. Eindrucksvoll ist die vaskuläre und perivaskuläre Infiltration mit dichten Aggregaten von Entzündungszellen, insbesondere T-Lymphozyten (v.a. auch T8), weniger B-Lymphozyten, aber reichlich mononukleären Phagozyten. Ganz vereinzelt Plasmazellen. Diese Zellen finden sich verstreut auch im angrenzenden Hirngewebe. Hier kleinstherdige Nekrosen.

Immunhistologisch eindeutige **positive Markierung des Spike-Proteins** im Bereich der entzündeten Gefäßwände und in Entzündungszellen sowie im angrenzenden Hirngewebe.
Derartige vaskulitisch/enzephalitische Veränderungen finden sich im Zusammenhang mit den Corona-'Impfungen' sehr häufig in unterschiedlicher Ausprägung, oft minimal.
Im Hinblick auf die ausgeprägten entzündlichen Veränderungen und die deutlich ausgeprägte Markierung des Spike-Proteins in den Läsionen bei negativem Nukleokapsid besteht mit **an Sicherheit grenzender Wahrscheinlichkeit** ein Zusammenhang zwischen den stattgehabten Corona-'Impfungen' und den Hirnläsionen.

F140B

70J / w / 2x Com
Nebennierenttumorbiopsie einer 70-jährigen Frau
Impf- und Krankheitsvorgeschichte
1. Impfung am 03.05.21 mit Comirnaty, Biopsie 370 Tage danach
2. Impfung am 17.06.21 mit Comirnaty, Biopsie 325 Tage danach
Wahrscheinlichkeit hoch, dass zudem ein- oder zweimal geboostert wurde.
Notfallaufnahme im Oktober 21 nach zweifachem Sturz zu Hause, wo sie aufgefunden wurde. In der Vergangenheit häufige Notfallaufnahmen in alkoholisiertem Zustand.
Anfang März 22 erneute Aufnahme, diesmal mit verändertem Mentalstatus und akut krankem Erscheinungsbild mit Fieber, Laktatazidose und Leukozytose.
Sepsis mit Gewebeinfektionen am rechten Abdomen und blauen Flecken, die auf vergangene Stürze hinweisen.
Aufnahme wegen Sepsis, metabolischer Enzephalopathie, Dehydrierung und Proteinunterernährung.
April 22 Aufnahme nach Kollaps in septischem Zustand mit verändertem Mentalzustand. Besserung nach Flüssigkeits- und Sepsistherapie.
Nach Entfernung der linken Niere initial postoperative Erholung, folgend jedoch allmähliche Verschlechterung und tiefe Beinvenenthrombose.
In der Folge lethargisch und somnolent bei stabiler Atmung. Schwere Proteinunterernährung. Verlegung zum Hospizdienst.

Enddiagnose Ende April bei Verlegung in Hospiz: Akute bakterielle Infektion der rechten Flanke (Zellulitis) mit metabolischer Azidose, septischem Schock, Enzephalopathie und Tumor in der linken Niere. Vorbestehender Alkoholismus.
Die Patientin verstarb am 08.05.2022.

Konsiliardiagnose
Anaplastischer endokriner Tumor.
Spike: Deutliche Expression in den Tumorzellen, jedoch geben Tumorzellen häufig falsch positive Signale bei immunhistochemischen Untersuchungen. Deutliche Markierung der Gefäßendothelien.
Nukleokapsid: In den Tumorzellen keine Markierung. Gefäßendothelien auch negativ.

Interpretation

Zusammenfassend führte die Corona-,Impfung' auch zur Spike-Expression im Tumorgewebe und in Gefäßen des Tumorgewebes. Ob Corona-Impfungen kausal zur Tumorgenese und Tumorprogression beitragen, lässt sich mit pathohistologischen Methoden nicht beurteilen.

Hier gilt es, in Zukunft nach epidemiologisch-statistischen Assoziationen und eventuellen molekularbiologischen Anhaltspunkten, (z. B. Spike-Wirkung auf Tumorgene und DNS-Reparaturmechanismen) Ausschau zu halten.

3. Abort

F157A

Abortmaterial Embryo & Plazenta / 10. SSW
1x Astra, 2x Com bei Mutter / 650 /616 /439
Impfungen der Eltern
Mutter
1. Impfung am 13.06.21 mit Astra, Fruchttod 650 Tage danach
2. Impfung am 17.07.21 mit Comirnaty, Fruchttod 616 Tage danach
3. Impfung am 10.01.22 mit Comirnaty, Fruchttod 439 Tage danach
Vater
1. Impfung am 13.06.21 mit Comirnaty EX3599
2. Impfung am 22.07.21 mit Comirnaty FC3095
3. Impfung am 15.01.22 mit Comirnaty ACB4447
Nach allen drei Impfterminen trat ein ‚Impfarm' bei der Mutter auf. Die Mutter arbeitet auf einer Covid-19-Station.
Der intrauterine Fruchttod geschah am 24.03.2023, der Abort etwa 3 Wochen darauf.

Vorhergehende Schwangerschaften
1. Am 21.09.18 Geburt.
2. Am 05.12.21 Abort in der 6. SSW (zwischen 2. und 3. Corona-Impfung).
3. Am 20.02.22 war ein Schwangerschaftstest positiv (nach der 3. Impfung), jedoch leere Fruchthöhle.
4. Am 04.08.22 Abortinduktion wegen Meningomyelozele:
Am 29.05.22 unauffälliger Pränataltest 11+1;
Am 25.07.22 2. Screening: Lemon Sign, Banana Sign, Meningomyelozele, Chiari-II-Malformation (Neuralrohrdefektzeichen, Spina bifida).

Schwangerschaftsverlauf bis zum intrauterinen Fruchtod am 15.02.2023 (vorliegendes Material)
Gravida 5, Para 1, Z.n. 1x SPP (Sturzgeburt), 3x Abort.
28.01.23: Feststellung einer intakten intrauterinen Schwangerschaft (7+3).
24.03.23: Diagnose: Intrauteriner Fruchttod.
13.04.23: Fieber, Abortabgang (vorliegendes Untersuchungsmaterial).

16.03.23: Nachkürettage: (vorliegendes Untersuchungsmaterial).
Konsiliarmikroskopische Untersuchung
I: Überwiegend Nekrosen – möglicherweise fetales Gewebe. Daneben Endometrium mit Drüsen und zytogenem Stroma.
II: Nekrosen und Endometrium

Interpretation
Aufgrund des positiven Nachweises des Spike-Proteins bei negativem Nukleokapsid im Endometriumgewebe der Kürettage besteht der **dringende Verdacht**, dass der Abort durch die Corona-‚Impfungen' ausgelöst wurde.

Zusammenfassung der Befunde

Hinsichtlich der in der Einleitung beschriebenen Gruppen betreffend der *Wahrscheinlichkeit des Zusammenhanges des Todes mit der Corona-Impfung* konnten von den 89 Autopsiefällen

- 30 Fälle (34 % der Gesamtzahl der untersuchen Todesfälle) der Gruppe 1,
- 36 Fälle (40 % der Gesamtzahl der untersuchen Todesfälle) der Gruppe 2 und
- 23 Fälle (26 % der Gesamtzahl der untersuchen Todesfälle) der Gruppe 3

zugeordnet werden.

Das heißt: In fast drei Vierteln der untersuchten Autopsiefälle deuten die Befunde auf einen an Sicherheit grenzenden, sehr wahrscheinlichen oder wahrscheinlichen Zusammenhang des Todes mit der Corona-Impfung hin.

Es konnte festgestellt werden, dass die *Gewebeschäden in Abhängigkeit von der Anzahl der Corona-Imfpungen* stehen; schwere Gewebeschäden waren bei den Verstorbenen nach mehrfacher Impfung deutlich häufiger als nach nur einmaliger Impfung.

Wichtig ist, darauf hinzuweisen, dass die Schädigungen in einzelnen Organen sich zwar im Ausmaß unterschieden, die Corona-Impfung aufgrund des Wirkmechanismus der mRNA jedoch nicht zu selektiven Schädigungen in einigen wenigen Organen zu führen scheint, sondern Schädigungen in allen untersuchten Organen gefunden wurden. Diese fehlende Organspezifität der Schädigungen scheint ein Charakteristikum des Wirkmechanismus der durch die mRNA vermittelten Immunantwort bzw. der dadurch ausgelösten autoimmunen Zerstörung von gesunden körpereigenen Zellen zu sein.

In 47 Autopsiefällen, also in mehr als der Hälfte der Fälle, ist die Todesursache auf eine *Myokarditis* zurückzuführen. Die Verstorbenen waren im Alter von 16 bis 94 Jahren. Die Größe der Myokarditisherde variierte. Nicht selten waren zahlreiche Schnitte des Myocards vonnöten, um die Myokarditisherde zu finden.

Die *Vaskulitis* war ein sehr häufig nachweisbarer Befund. Eine Mesaortitis mit Entzündung der äußeren und mittleren Wandschicht der Aorta, die in Zeiten vor der Corona-Impfung kaum zu finden war, fand sich in 77 von 89 Todesfällen. Diese Entzündung war häufig um die Vasa vasorum konzentriert.

Ein weiterer sehr auffälliger Befund war die Fragmentierung, Verklumpung und der *Schwund der elastischen Fasern* sowohl in der mittleren Wandschicht der Aorta als auch in anderen größerkalibrigen Gefäßen.

Auch andere *Gefäßwandschädigungen* wie Medianekrose und ödematöse Aufquellung der Gefäße in unterschiedlichen Organen konnten gesehen werden.

Der immunhistochemische Nachweis des *Spike-Protein*s erfolgte häufig im Blut und in den Wandzellen von Blutgefäßen, insbesondere von Kapillaren. Hier wurde häufig ein Untergang der Endothelien mit Abschilferung ins Gefäßlumen beobachtet. Es ist anzunehmen, dass Spike-haltiges Blutplasma durch die entstandenen Lecks ins angrenzende Gewebe sickert, dort durch die Toxizität Entzündungszellen anlockt und somit eine heftige Entzündung auslöst. Spike-Protein war nachweisbar in den Endothelien dieser Versorgungsgefäße und in den umgebenden Makrophagen. In der Lichtung der angegriffenen Blutgefäße kam es zum Teil zur Verklebung von Thrombozyten und somit zu einer *Thromben*bildung.

Ein weiterer auffälliger Befund in mittelgroßen und kleinen Blutgefäßen in unterschiedlichen Organen war eine unregelmäßige Wandverdickung. Meist konnte in diesen Fällen mit histochemischer Kongorotfärbung eine positive Reaktion festgestellt werden, beweisend für eine *Amyloidose*. Diese pathologische Faltung von großen Proteinstrukturen in der Wand dieser Blutgefäße, die vom Körper nicht abgebaut bzw. resorbiert werden können, führen zu einer permanenten Minderdurchblutung in dem betroffenen Organ.

Aufgrund der oben beschriebenen Gefäßwandschädigungen, Ablagerungen und Thrombenbildungen konnten nicht selten *ischämische Phänomene* in den Organen gesehen werden.

In zahlreichen Fällen wurden in Myokard, Pankreas, Niere, Nebenniere, Lunge, Leber und/oder Skelettmuskel stäbchen- bzw. nadelförmige, kristalline Ablagerungen unklarer Herkunft gefunden. Die Ablagerungen waren meist in großer Quantität in Gewebevakuolen eingelagert, Spike-Protein war jedoch in diesen nie nachweisbar. Sie wurden in mehreren externen Instituten analysiert. Die Untersuchung mit dem Lasermikroskop zeigte eine durchschnittliche Länge von 5 µm (Variabilität von 1 bis 8 µm) und eine durchschnittliche Breite von 0,4 µm (Variabilität von 0,2 bis 0,6 µm). Die Enden waren nicht selten korkenzieherartig konfiguriert. Das Ergebnis der energiedispersiven Röntgenspektroskopie deutet mehr als stark auf organisches Material, bestehend aus Kohlenstoff und Sauerstoff, hin. Es gibt keinerlei Hinweise auf anorganisches Material. Mittels der Raman-Spektrometrie ergab sich das vorläufige Ergebnis, dass es sich um eine Kristallbildung von Cholesterin mit Bilirubin handeln könnte. Theoretisch wäre somit denkbar, dass durch das Spike-Protein Endothelien über Atherombeeten größerer Blutgefäße zerstört werden und dadurch der Inhalt der Atherombeete in die Blutzirkulation freigesetzt wird und somit in die Organe gelangt.

Alarmierend auch der Befund der *reduzierten Spermatogenese* in einzelnen Autopsiefällen, was eindrucksvoll im Hoden eines 29-Jährigen im Befundteil gezeigt wird.

Bei den Biopsien, die von Dermatologen oder HNO-Ärzten mit unterschiedlichen klinischen Diagnosen ins Institut geschickt wurden, war in nahezu allen Fällen eine lymphozytäre Vaskulitis in der Dermis und/oder der Subkutis festzustellen. Die Endothelien der kleinen Blutgefäße waren von der Gefäßwand abgeschilfert und enthielten Spike-Protein. Die elastischen Fasern in der Papillarzone erschienen ausgedünnt oder fehlten weitgehend. Möglicherweise könnte dieses Phänomen die von Klinikern häufig beobachtete Hautalterung bei mit Corona-Wirkstoffen Geimpften erklären.

Schlusswort

Jeder Mensch, der in zeitlichem Zusammenhang mit der Corona-Impfung verstirbt, muss obduziert werden.

Es gehört die Abfrage des Impfstatus, insbesondere zu mRNA-Impfungen, zu jeder Anamneseerhebung. Für den Obduzenten ist neben einer äußeren Inspektion des Verstorbenen, um eventuell vaskulitisch bedingte Hautveränderungen erfassen und untersuchen zu können, eine Eröffnung der drei Körperhöhlen sowie eine gewissenhafte Sichtung der Befunde Grundvoraussetzung. Die histologische Untersuchung auch von makroskopisch eindeutigen Befunden wie Aortenruptur, Koronarthrombose, Myokardinfarkt, Hirnblutung, Lungenembolie ist angezeigt, um eine vaskulitische Komponente sichern oder ausschließen zu können. Des Weiteren sollten zahlreiche Schnitte des Herzens, am besten das gesamte Herz, asserviert werden, um eine Myokarditis sicher nachweisen oder ausschließen zu können. Die Begutachtung der Schnittpräparate sollte durch erfahrene Pathologen oder Histologie-erfahrene Rechtsmediziner erfolgen, die zudem Kenntnis von den in diesem Atlas beschriebenen Befunden haben. Weiterführende Spezialfärbungen (z. B. Elastika-van-Gieson) und Immunhistochemie (z. B. Spike-Protein und Nukleokapsid) sind durchzuführen. Nur so kann bewiesen werden, dass es sich um einen Impfschaden und keinen sogenannten Long-Covid-Fall handelt.

In jedem Fall sollte eine Zusammenfassung erfolgen, in der zur Wahrscheinlichkeit des Zusammenhanges zwischen Tod und Corona-Impfung Stellung genommen wird. Die Obduktionsergebnisse müssen veröffentlicht und den Angehörigen des oder der Verstorbenen zugänglich gemacht werden.

Die Gefährlichkeit der neuartigen mRNA-Impfung muss in das Bewusstsein aller Ärzte dringen, um weitere derartige Corona-Impfungen zu stoppen und nicht noch mehr Leid über so viele Menschen zu bringen. Zudem besteht die dringende Befürchtung, dass die hier beschriebenen Schädigungen auch bei weiteren zukünftigen mRNA-basierten Impfungen oder anderen mRNA-basierten Injektionen auftreten könnten.

Die Interpretationen in diesem Atlas sind teilweise noch vorläufig; sie sollten – wie jede andere neue Entdeckung – robust und kontrovers diskutiert werden. Das Totschweigen hingegen muss ein Ende haben!

Danksagung

Zunächst richtet sich unser Dank an Martin Z. Schröder, der es ermöglicht hat, die ersten drei Auflagen dieses Buches in seinem Verlag zu publizieren. Vielen Dank an Herrn Jan Veil, der das Werk redigiert hat, und an die Kollegen, die als Korrektoren ausschlaggebend zu diesem Werk beigetragen haben.

Bei Rechtsanwalt Elmar Becker bedanken wir uns außerordentlich; ihm verdanken wir, dass die Asservate und Primärgutachten von Autopsien der Verstorbenen aus den Instituten für Rechtsmedizin oder Klinikpathologien in Vertretung der Angehörigen der Impfopfer für unsere konsiliarischen Zweitbegutachtungen zur Verfügung gestellt wurden.

Besonderer Dank gebührt dem MWGFD, insbesondere Prof. Sucharit Bhakdi für die großartige Unterstützung, welche für den Aufbau und den Betrieb des pathologischen Instituts in Reutlingen essentiell war.

DDr. Christian Fiala (Wien) danken wir für seine großzügige Unterstützung. Ohne ihn hätten wir nach dem Tod von Prof. Burkhardt unsere Arbeit in Reutlingen nicht fortsetzen können.

PD Dr. Norbert Schwarz verdanken wir die Registrierung und Einordnung der eingesendeten Asservate sowie die gesamte Organisation der Laborarbeit in Reutlingen. Ohne ihn hätten Prof. Burkhardt und Prof. Lang ihre Gutachten nicht erstellen können.

Weitherhin möchten wir den Mitarbeiterinnen im Institut in Reutlingen, Oksana Faul, Ulrike Buschbacher und Enza Haider danken, die durch ihren Arbeitseinsatz ermöglicht haben, das eingesendete Material weitergehend mit Spezialfärungen und immunhistochemischen Färbungen zu untersuchen.

Auch den Mitarbeitern der Forschungsinstitute sei gedankt, die das bisher noch nie gesehene Material mit Methoden untersucht haben, die in einem pathologischen Institut nicht zur Verfügung stehen.

Prof. Dr. Ulrike Kämmerer (Würzburg) verdanken wir die Spezifitätsuntersuchung der neuen Antikörper auf S1-Protein und Nukleokapsid anhand transfizierter Zellkulturen.

Selbstverständlich gilt unser Dank auch unseren Pathologenkollegen, die sich bereitwillig konsultieren ließen; unser besonderer Dank gilt Prof. Dr. Hubert Martin (Berlin) und Dr. Miklós Tarján (Falun, Schweden).

Einen sehr großen, wenn nicht den größten Anteil an der Fertigstellung haben all die großzügigen Spender, die es ermöglichten, dieses umfangreiche Material erneut zu sichten, zu digitalisieren und in die Form des vorliegenden Atlas zu bringen, dafür sind wir sehr dankbar.

Ein großes Dankeschön geht an Gabi Gebhardt, die beim Schriftsatz für die fünfte Auflage des Buches geholfen hat und an Gesa Schöning, die es ermöglicht hat das Buch in Ihrem Verlag zu publizieren.

Zuletzt gilt unser Dank allen, die uns ermutigt haben, diesen weltweit einzigartigen Atlas zusammenzustellen.

Die Autoren

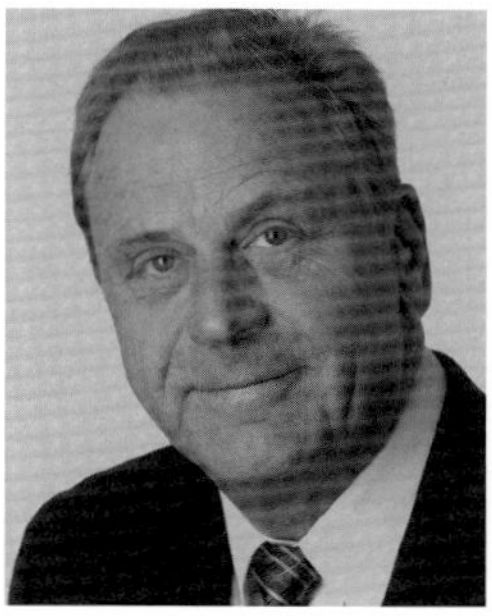

Prof. Dr. Arne Burkhardt war Facharzt für Pathologie und blickte auf eine langjährige Lehrtätigkeit an den Universitäten Hamburg, Bern und Tübingen zurück sowie auf Gastprofessuren/Studienaufenthalte in Japan (Nihon Universität), den USA (Brookhaven National Institut), Korea, Schweden, Malaysia und der Türkei. Nach seiner universitären Tätigkeit leitete er als niedergelassener Pathologe 18 Jahre lang das Pathologische Institut in Reutlingen. Prof. Burkhardt hat über 150 Artikel in Fachzeitschriften und als Beiträge in Handbüchern veröffentlicht. Zudem hat er pathologische Institute zertifiziert.

In den letzten Jahren untersuchte er im eigenen Institut in Reutlingen vorrangig Gewebeproben von Verstorbenen nach Corona-Impfungen und erstellte Gutachten. Diese Gewebeproben waren ihm von Pathologie und rechtsmedizinischen Instituten aus dem europäischen Raum zugesendet worden. Er zeigte ein unglaublich großes Engagement und hat diese Befunde in zahlreichen internationalen Vorlesungen publik gemacht.

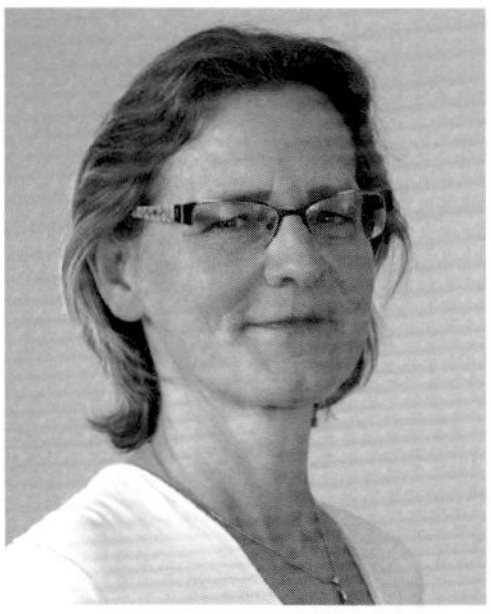

Dr. Ute Krüger ist eine in Deutschland ausgebildete, in Schweden lebende Fachärztin für Pathologie mit 25-jähriger Berufserfahrung, die in den letzten 18 Jahren als Oberärztin an den schwedischen Krankenhäusern Växjö und Kalmar vorrangig als Spezialistin für Brustkrebs tätig war. Für vier Jahre hatte sie auch die medizinische Leitung der Pathologie in Växjö inne. In den letzten acht Jahren ihrer Pathologentätigkeit war sie parallel zur klinischen Arbeit im Krankenhaus Kalmar auch an der Universität in Lund in der Forschung zum Mamakarzinom tätig. Daraus erwuchsen mehre Publikationen.

Im Herbst 2021 bemerkte sie Veränderungen in den täglichen klinischen Untersuchungen, die im Zusammenhang mit den Corona-Impfungen zu stehen schienen. Daraufhin hat sie den Begriff „Turbokrebs“ geprägt. In den letzten Jahren stand sie bezüglich von Veränderungen nach Corona-Impfung in engem Kontakt und Austausch mit Kollegen weltweit. Sie hat geholfen, die von Prof. Burkhardt und Prof. Lang erhobenen neuartigen Befunde nach den Corona-Impfungen als Buch zu veröffentlichen.

Aufgrund der mangelnden Resonanz ihrer Entdeckungen kündigte sie. Weiterhin als Pathologin in einem System zu arbeiten, in dem offensichtlich nicht die Gesundheit der Patienten im Mittelpunkt steht, verbot ihr Gewissen. Nach mehreren Jahren der Weiterbildung arbeitete sie ab Anfang 2024 in ihrer eigenen ganzheitlichen Arztpraxis, in der sie sich auf die Prävention von Krankheiten spezialisiert hatte. Im Sommer 2025 gründete sie den gemeinnützigen Wissenschaftsverein zur Förderung der Gesundheitspflege Active Health Institute, in dem sie in Zukunft ausschliesslich ehrenamtlich tätig sein wird (www.active-health.se).

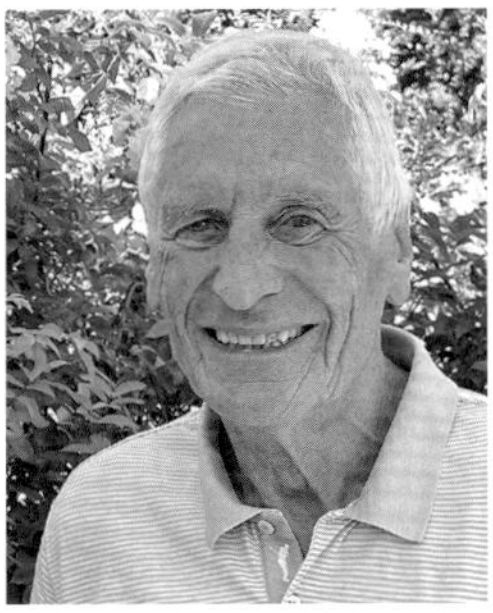

Prof. Dr. Walter Lang ist Facharzt für Pathologie und war von 1968 bis 1983 im Institut für Pathologie an der Medizinischen Hochschule Hannover (MHH) tätig, hat habilitiert und erhielt dort eine außerplanmässige Professur. Seine Arbeits- und Forschungsschwerpunkte lagen auf den Erkrankungen der Schilddrüse (Mitglied der EORCT und WHO – aktualisierte Klassifikation der Schilddrüsentumore) sowie in der Transplantationspathologie. 1985 gründete er ein Privatinstitut für Pathologie in Hannover mit konsiliarischen Untersuchungen für internistische Kliniken an Universitäten, darunter auch der MHH und großen Kliniken im Norddeutschen Raum vom Saarland bis nach Berlin in den Fachbereichen Pneumologie, Lebererkrankungen, Knochenmarkserkrankungen und Transplantationspathologie.

Ab Juni 2021 erstellte er zusammen mit Prof. Burkhardt Konsiliargutachten bei Schädigungen durch die Corona-Impfung.

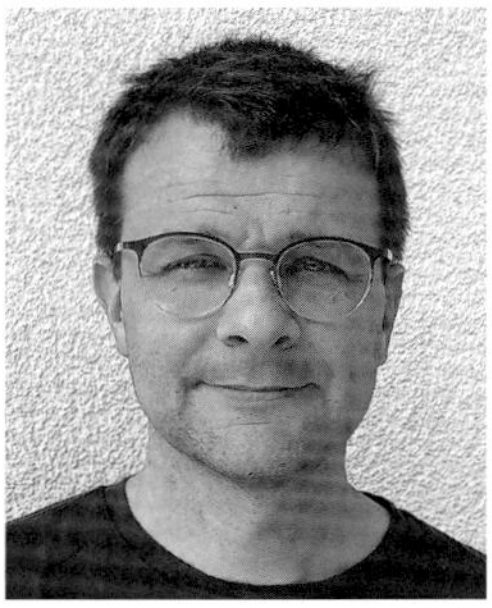

Dr. Michael Mörz ist Facharzt für Pathologie. Er hat seine Facharztausbildung am Institut für Pathologie „Georg Schmorl" im Städtischen Klinikum Dresden absolviert.

Seit 2016 ist er in selbigem Hause als Oberarzt tätig. In den letzten Jahren hat er sich intensiv mit den Wirkungen und Nebenwirkungen von SARS-CoV2 und den genbasierten Impfstoffen beschäftigt. Daraus entstanden neben Vorträgen und Gutachten auch Fachartikel in Zusammenarbeit mit anderen Wissenschaftlern.

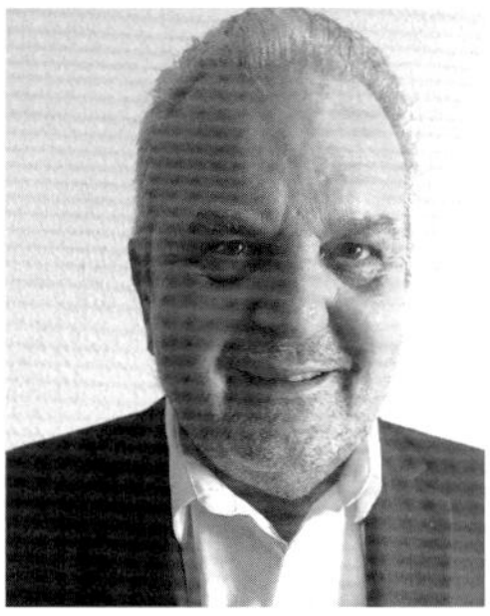

Prim. Dr. Helmut Luck ist Facharzt für Pathologie und Mikrobiologie. Er begann seine berufliche Karriere am Kaiser Franz-Joseph Spital in Wien und ging dann im Jahre 1999 für vier Jahre als Oberarzt ans pathologische Institut des Krankenhauses Lillehammer in Norwegen. Im Anschluss daran arbeitete er für fünf Jahre als Oberarzt im pathologischen Institut des Krankenhauses Mistelbach, Österreich. Danach folgte die selbständige Tätigkeit als niedergelassener Pathologe bis zum Jahre 2013. Seit 2013 hat er den Vorstand des pathologischen Institutes des Landeskrankenhauses Amstetten, Österreich inne.

Er hat in den letzten Jahren seit Einführung der Corona-Impfungen zahlreiche Veränderungen im Untersuchungsgut festgestellt und international mit vielen Kollegen zu diesem Thema zusammen gearbeitet.

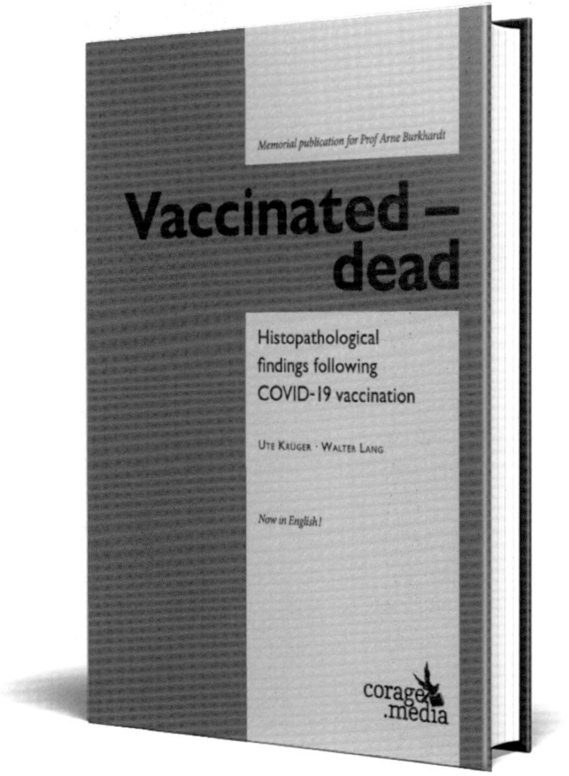
Memorial publication for Prof Arne Burkhardt
Vaccinated – dead
Histopathological findings following COVID-19 vaccination
Ute Krüger · Walter Lang
Now in English!
corage .media

Histopatologisk atlas över skador orsakade av coronavaccin

Minnespublikation för prof. Arne Burkhardt

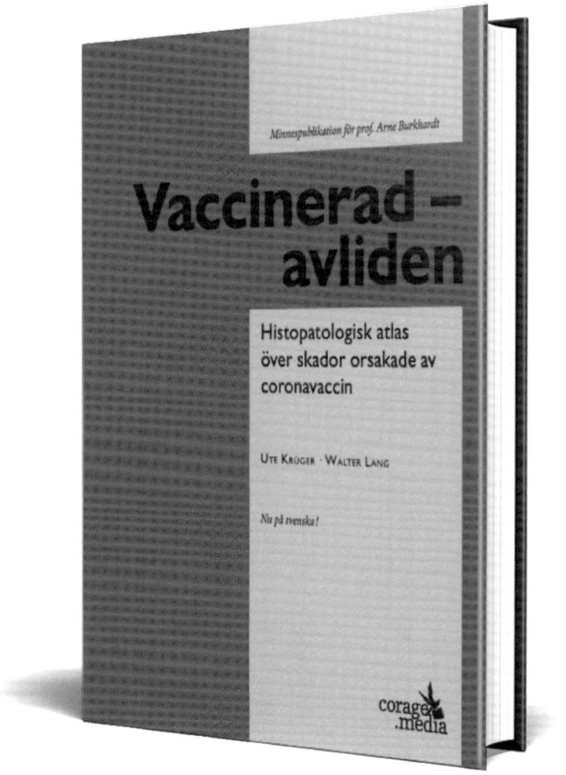

Nu på svenska!

Histopatologisk atlas över skador orsakade av coronavaccin
Ute Krüger, Walter Lang
140 sidor
Inbunden
ISBN: 9789083525921

Denna histopatologiska atlas över vaccinskador till följd av mRNA-vaccination mot SARS- CoV-2 har tillkommit tack vare de mycket erfarna och kompetenta patologerna professor *Arne Burkhardt* och professor *Walter Lang*, båda verksamma vid Patologiska Institutet i Reutlingen. De har analyserat vävnadsprover som skickats från patologiska eller rättsmedicinska institut i hela Europa. Framför allt har de undersökt dödsfall som inträffat i samband med vaccinationen, men även vävnadsprover från levande människor om misstanke funnits att de aktuella skadorna vållats av vaccinationen.

www.corage.media

corage.media